アフリカの
青い空の下に生きて

徳永　瑞子　著

サンパウロ

はじめに

『サバンナの風に魅せられて』を集大成として出版していただきましたが、その後もあれもこれも書きとめておきたいという思いに駆られて、少しずつ書いては友人たちに送っていました。

そんな折、再びサンパウロから出版していただけることになり、大変うれしく思います。

私は、コンゴ民主共和国で地域医療、エチオピアでは干ばつ被災民の支援活動、中央アフリカ共和国では、エイズ患者さんたちの医療と自立支援活動を行いました。

私は、アフリカを思うとき、脳裏に浮かぶ光景があります。

「妻が産気づきました!」。夜中にドアをノックする音で目覚め、ランプを下げて産院に向かいます。産婦に付き添い、明け方に元気な赤ちゃんが生まれ、空が白み始め、さわやかな朝の空気を胸いっぱいに吸いながら宿舎に戻る時、幸せを全身で感じた時の私の姿です。

しかし、私はアフリカで活動する中で先進国と途上国の命の格差に心苦しい思いをしてきました。

エチオピアでは、飽食の時代に人が飢えて亡くなるという壮絶な現実にショックを受けました。中央アフリカ共和国でのエイズ患者さんの医療支援活動は「看《み》とりのケア」が長く続きました。中央アフリカ共和国では、先進国から十年遅れてエイズ薬（抗レトロウイルス剤）の治療が始まりました。この遅れた十年の間に多くのエイズ患者さんが亡くなりました。私はこの命の格差に心苦しい思いをしながらエイズ患者さんのケアや看とりをしてきました。

また、中央アフリカ共和国での活動は、内戦に翻弄されました。一発の銃声で日常が一変しました。宿舎に留まり一週間余りで活動を再開できた時もありましたが、内戦が激化し国外に二回脱出しました。

「今から脱出機に乗りますが、内戦が終わればすぐ戻ってきます！」。職員に電話をしました。

「マダムは逃げる国があるからいいですね。俺たちは流れ弾に当たって死ぬだけです！」

世界で起きている戦争のニュースを聞くと、職員のこの言葉がよみがえり、心苦しさを感じます。

「命は地球より重い」と言われますが、先進国と途上国の「命の重さ」は明らかに差があります。とても大きな差です。途上国のエイズ治療が遅れた時もこの差を強く感じました。

本の最後に「ようこそ、いらっしゃいませ」を書きました。今この瞬間もアフリカでは、助産師さんたちが、「ようこそ、いらっしゃいませ」と生まれてきた新しい命に語りかけ、社会に迎え入れていることに私は大きな希望を感じます。アフリカ大陸は、天災、内戦などで多くの人々が貧困に苦しんでいますが、アフリカの人々は生に対する力強いエネルギーを持っています。世界は、これからアフリカの時代がやってくると思います。

私は、アフリカ応援団の一人として生涯エールを送り続けます。

終わりになりましたが、アフリカの仲間たちと日本の支援者の皆さんに心より感謝いたします。アフリカの仲間たちは、内戦の時も私たちに寄り添い、活動を支えてくれました。また、日本では多くの支援者たちが、資金援助やバザー品の販売をして活動を支えてくれました。

東京　二〇二四年一月十五日

徳永　瑞子

目次

目次

目　次

※本書における写真のレイアウトは、それぞれの本文の内容に関係するものではありません。

編集部

1　アフリカは今日も青空

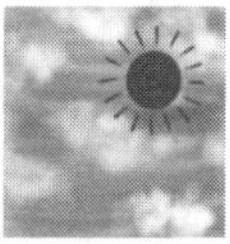

雨上がりの空は雲一つなく青い空が広がる。

サバンナのど真ん中を通る国道1号線をランドクルーザーで駆け抜ける。野焼きの後、若草色の芽が一斉に噴き出た大地。果てしなく広がる青空と若草色の大地。地上に天国があるならば、こんなところかもしれないと思う。ところどころに日干しれんがと葦《あし》の屋根の小さな家がある。車の音を聞いてパンツ一枚の子どもが道路の方に駆けてきて、「オー」と手を振る。私も窓から身を乗り出し、大きく手を振る。平和だ。

世界のどこかで戦争が起きている。子どもから老人まで無差別に犠牲になっている。また、住み慣れた母国を捨て、命を懸けて地中海を渡る難民が増えている。人間はなんと愚かなのだろうかと思う。

サバンナのど真ん中に身を置くと、既成の教育などどうでもいい。このパンツ一枚の子が自然の中で伸び伸びと成長してゆくことこそがこの国の宝ではないかと思う。

私はアフリカで、寝る前に外に出て夜空を眺めるのが習慣だった。ガードマンのピエールが、「マダムは何を見ているのか?」と聞く。「月にウサギが住んでいるので見ている」と言ったら、彼は笑い出し、気は確かか、と疑うような目をして私を見た。毎日、月が丸くなってゆくのは楽しみだった。月が欠けてゆくのは寂しかったが、新月の夜は星が全身に降り注ぎ、空が低く降りてきた感じがする。満月の夜は、月明かりで本が読めるほど明るい。遠くから太鼓の音が聞こえる。踊っているのだろう。満月は私たちをウキウキさせ、幸せにする。

この街は、ほぼ赤道直下にあり、年中、朝五時過ぎには夜が明け始める。東の空から太陽が放つ光線が天に向かって光を拡散する。

人が動き始める。人々の声、車の音がだんだん空に響く。

午後、真っ白い入道雲がもくもくと湧き出て、私たちの車を追いかけてくる。真っ白い入道雲は灰色の塊となって大空を覆うと、大粒の雨がバラバラと車体を打ち、すべての音を消し去る。運転手は車を路肩に止めて雨が過ぎ去るのを待つ。視界は霧で覆われる。雨に抵抗せず、ずぶぬれになりながら歩き続ける人たちがいる。雨を楽しんでいるかのような人たちだ。

二十分もすると雨はやむ。風が霧のカーテンを開けると、そこにはさらに鮮やかな青空が天高く広がる。

冷えた風が新鮮な空気を運んでくる。

アフリカは今日も青空だ！

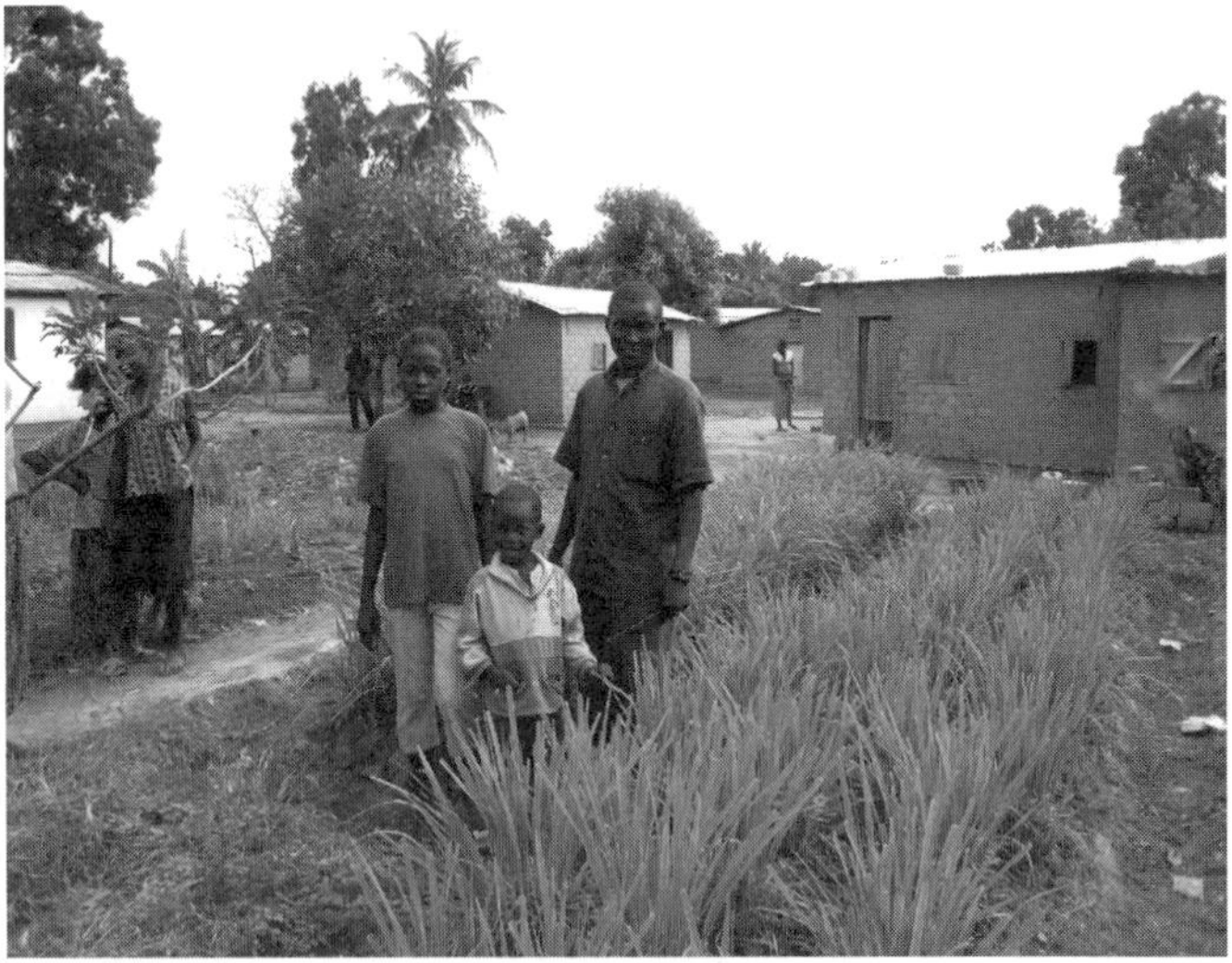

2　アンドレ

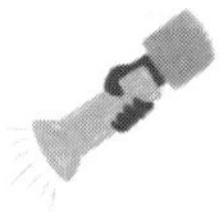

アンドレさんは、警備員だ。私は朝七時過ぎに車で職場に着く。アンドレさんが、車を出迎え、荷物を下ろすのを手伝ってくれる。私が車から降りると同時に日本語で「さようなら」と笑顔で挨拶をする。私は朝からやる気が萎える。朝は「おはよう」と教えても、「は」の発音が難しくて発音できない。「さようなら」はすぐ覚えた。日本から研修生が来ても、朝から「さようなら」を連発するので研修生たちは大笑いしている。

アンドレさんは四歳の息子を連れて診察に来た。重症の低蛋白血症で全身がむくんでいた。私は小児病院に入院して治療しないと助けることはできないと彼に説明した。しかし彼は、「妻は亡くなり、他に子どもがいるので、病院に付き添えない」と断固として入院を受け入れなかった。私は、毎日通院して食事療法を受けるという条件をつけた。彼は、息子を自転車に乗せて三カ月あまり毎日通院してきた。私は彼の息子に対する強い愛情に感動した。息子は、日に日に快方に向かった。

その頃、診療所で警備員を探していた。職員が「アンドレはどうですか？」と言った。私も賛成し、彼を雇った。彼は、今まで日雇い労働者で勤務経験がなく、正社員として雇用されたことをとても喜んだ。彼は性格が温厚でユーモアがあり、すぐ職員たちと良い人間関係を築き、警備員の仕事も誠実に行っていた。

職員となり生活が安定し、彼は再婚した。新婚生活は幸せそうで、ことあるごとに「妻が」を連発し、のろけていた。数年後、奥さんが体調を崩した。受診するとエイズだと診断された。すぐ、アンドレさんも検査を受けた。彼もＨＩＶ（エイズウイルス）に感染していることが分かった。彼は私に会いに来て、「マダム、私の葬式は診療所でしてください」と泣きながら哀願した。

その頃、エイズの治療薬（ＡＲＶ抗レトロウイルス剤）が「世界基金」の支援により無料で受けられるようになった。「治療薬があるから希望を持って頑張りましょう！」と私は彼を励ましたが、彼はうつ状態で、「俺はエイズを移された。犠牲者だ！」と妻をののしり、不運を嘆くばかりだった。

エイズは性感染症であり、エイズを移されたというトラブルはしばしばあった。先に発病した患者さんがパートナーから移されたと告発する例があるが、ＨＩＶに感染していても発病するまでの年数には個人差がある。アンドレさんが奥さんに移した可能性もある。しかし、私はうつ状態の彼にそのようなことは言えず、私は彼に普通に接した。その後、奥さんは実家に戻ったと職員から聞いた。

アンドレさんは、息子の時のように、忠実に医師の指示に従いエイズの治療を続けた。彼はエイズを発症していなかったが、ＨＩＶ陽性者はＡＲＶを内服するように治療方針が変わった。最初の半年間はエイズ薬の副作用で苦しんだ。

感染者の自立支援のために彼らの要望で農業を始めることにした。農地を借りたが荒れ地で開墾から始まった。感染者たちは体力がなく、重労働はできないので失業中の若者を雇って開墾をして、感染者たちにそれぞれ約二十平方メートルの土地を与えた。彼らは、家族を動員してキャッサバ、落花生、野菜などを植えた。農地は彼らの自給自足を支え、余剰農作物は、小売りをして現金収入の道を開いた。

「畑に行ってきます」と言って、夜勤明けに元気に帰ってゆく。「ねぇ、夜勤で眠ってないのだから気をつけてね」、私が皮肉を言うと、彼は笑いながら手を振り、去ってゆく。警備員は、夕方来るとまず仮眠用のベッドを整える。二名の警備員は、仮眠ではなく、朝まで熟睡するようだが、警備員がいてくれることはありがたい。再三の内戦時でも、警備員が守ってくれたおかげで診療所が略奪されることはなかった。私は、内戦時、警備員に危険が及ぶことは絶対に避けるために「診療所は守らなくてもいいから、帰宅して家族を守りなさい」と何回も促したが、アンドレさんたちは診療所に残って警備を続けた。彼らの勇敢で責任感の強い仕事ぶりに私はいつも両手を合わせた。

彼は二十年勤務し定年退職した。彼は定期的に診察を受け、治療を続けながら農地を耕し元気に暮らしている。毎月の感染者集会には必ずやってくる。集会日には、食糧配給を行うので、二百人あまりの感染者が集まる。この集会の目的は二つのことを伝えるためである。まず、エイズの薬は生涯飲み続けること。体調がよくても治療を中断すれば必ず症状が出てくる。二つ目は、相手に感染させないためにコンドームを使うことである。このことを言い続けているが、薬を中断する人は少なくない。アンドレさんは薬を中断したことがなく、感染者の見本である。時々、彼は集会で証言する。「感染者と言われたときは絶望しました。しかし、その頃エイズの治療薬があると言われました。薬の副作用には苦しみましたが、次々に副作用が少ない新しい薬ができました。薬のおかげで私はこうして元気で農作業ができます。薬を一日も欠かさず飲んでいるおかげです」。彼の証言は、医師の話よりも感染者の心に響いている。

彼は集会に来ると「さようなら」と私に握手を求め、帰る時は「日本の皆さんによろしくお伝えください」と挨拶に来る。私も「日本の皆さんにアンドレさんのメッセージを伝えます」と言って笑いながら彼を見送る。エイズは、もはや恐れられる病気ではなくなった。アンドレさんも病と共存しながら充実した生活を送っている。

時々、シスターがテレビ電話で、仲間たちの様子を話してくれる。「アンドレが、マダムはいつ戻って来るかと言っていますよ」。もう、行くことはないかもしれないと思っているが、アンドレさんが私を待っていてくれるのはうれしい。

新型コロナウイルスのため、急きょ渡航を中止した。数カ月もすれば渡航できると思ったが、ついにその機会は来なかった。

今はアフリカからの連絡を楽しみに過ごしている。

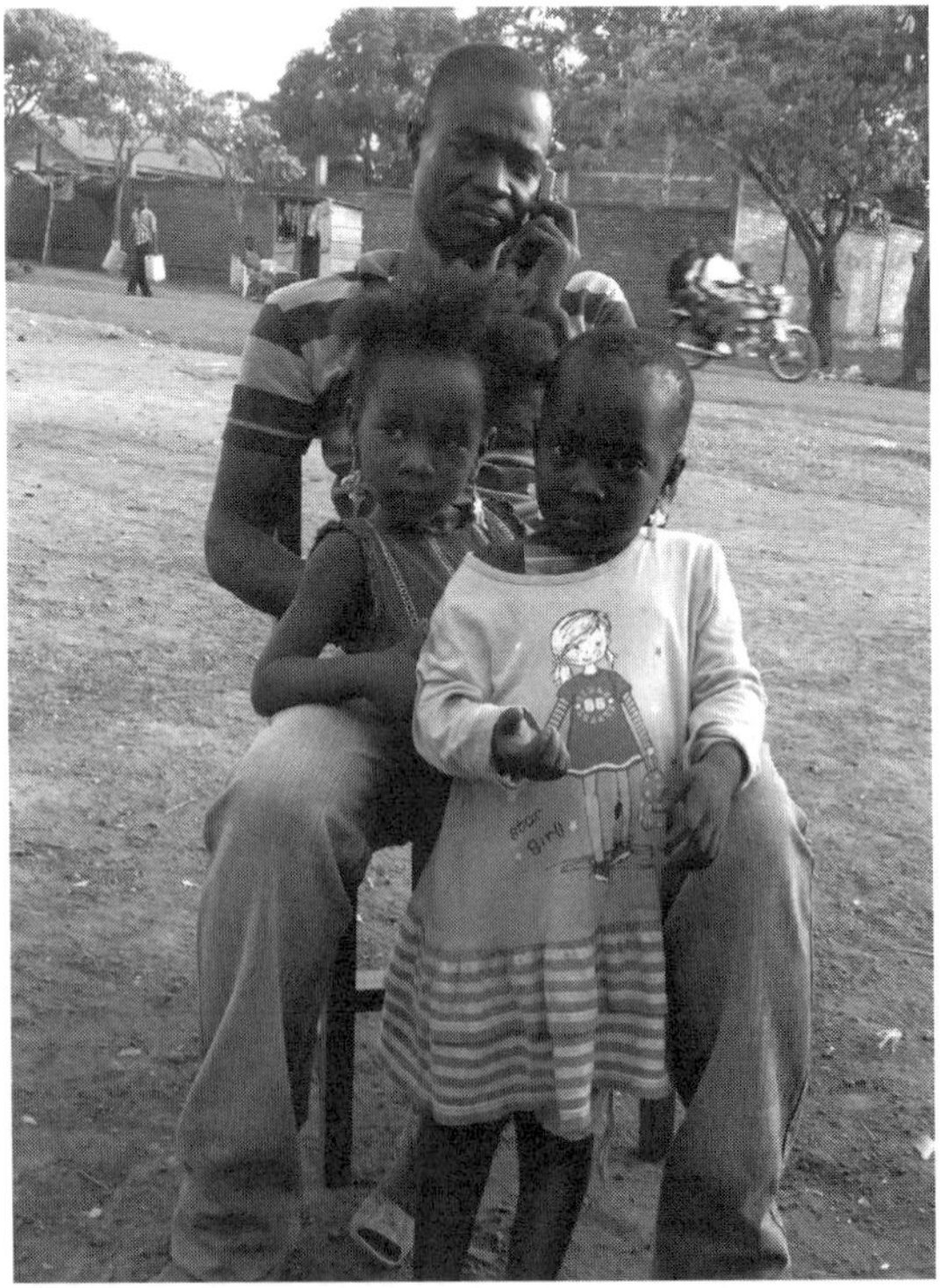

3　スパゲティ

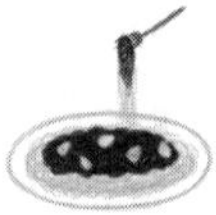

パトリシアが路上でスパゲティ屋さんを始め、盛況だとテレビ電話で報告をしてきた。彼女とは、三歳の頃からの付き合いだ。お母さんが血を吐いたという連絡を受け、急いで駆けつけたがその時はすでに遅かった。母親はエイズで肺結核を合併し療養中だった。パトリシアと兄ちゃんは、私に抱きついて号泣した。あの日からほぼ二十五年が経ち、彼女は一児の母親となった。

パトリシアが、パートナーを連れてきた。誠実そうな青年で良い伴侶に恵まれたと私は喜んだ。間もなく女の子が生まれ、彼女は育児に専念し、幸せな日々を送っていたが長続きはしなかった。彼女がしょんぼりして会いに来た。「夫は、他の女性のところに行ってしまった」と涙を浮かべた。「そんなことでくよくよするんじゃないよ！パトリシアはお母さんなんだから、元気を出して娘を育てるのよ！」。私は強気で彼女を励ましたが、彼女はうつむいていた。「仕事をしないとね。何かしたい仕事がある?」。黙っていた。「少しお金を置いてゆくから、何をしたいか考えなさいね」。私は彼女に五千円ほどのお金を渡して帰国した。

パトリシアは、間もなくして路上でスパゲティ屋を始めた。

「パトリシアのスパゲティはおいしいのかなぁ? 私も食べてみたいなぁ!」

「マダム、すごくおいしいよ! 毎日売り切れるよ」。テレビ電話の画面から笑顔があふれ、言葉も弾んでいる。

パトリシアは、勉強はできなかった。中学校は中退したが、器用で編み物や洋裁はよくできた。歩きながらでも編み物を編むほど器用で編み物が好きだった。女性たちの「自立支援プログラム」で編み物教室を開催した時は、パトリシアを指導者として雇った。この国では出産準備としてベビー服の編み物は必需品である。生後直後の低体温を予防するために、伝統的に赤ちゃんは帽子から靴下までふかふかの編み物で全身を覆う。彼女はベビー服を編んでいたが編み物をする女性たちが多く、注文が少なく生計を立てるほどの収入にはならなかった。自立するためには他の仕事をせねばならない。編み物と路上のスパゲティ屋の二つの仕事があればシングルマザーとして自立できるはずだ。私は喜んだ。

彼女は料理も上手だったとは知らなかった。私は、彼女が元気になり前向きに頑張っていることが何よりもうれしかった。

この地域では、スパゲティは高級な料理である。お客さんをもてなすための料理だ。セネガル人も、スパゲティは村で一番のごちそうですと言っていた。

アフリカで、イタリア人の家庭に招待された。前菜は大きなお皿に盛られたスパゲティ・ナポリタンだった。食事中にイタリア人の中年男性が訪ねてきた。食事を勧められた彼は、「スパゲティは貧乏人の食事だ。俺たちミラノ人はスパゲティは食べない！」と言った。ナポリ出身の彼は怒って、「スパゲティは世界の料理だ。世界でいちばん食べられている料理だ」と言い返した。ミラノ人は、「スパゲティは労働者の食事だ」と油に火を注いだ。私は側でスパゲティを食べながら大声で笑った。私はスパゲティは大好きだ。若い頃はピリッとしたペペロンチーノが好きだったが、今はトマトたっぷりのナポリタン・スパゲティを好んで食べる。日本でもスパゲティはほぼ国民食だ。

アフリカの人たちの食生活は、キャッサバ芋が主食で、キャッサバの葉っぱに肉や魚を入れてヤシ油で煮こむのが副菜で、これが基本的な食事である。毛虫やはねアリの季節になると副菜の中にこれらを煮込み、ごちそうとなる。栄養失調児センターで毛虫の煮込みを作ると子どもたちは喜んで食べる。しかし、都市部では、沿道には屋台のスパゲティ屋さんがいて、彼らの食文化も少しずつ変わりつつあるようだ。露店のアラブの市場やスーパーマーケットには、スパゲティやマカロニ、缶詰のホールトマトが店頭に山積みになっている。イタリア製のホールトマトはおいしい。私は、いつもホールトマトは買いだめしていた。時間がないときは、イワシの缶詰とホールトマトでスパゲティのソースを作って食べた。研修生にも人気があるメニューだった。

キャッサバは胃にどっしりと重く感じるが、麺類は麺そのものにも味があり、満腹感も得られるが胃もたれをしないので好まれるのだろう。

パトリシアが、スパゲティ屋さんを開いてから、私は外食する時、スパゲティ屋に入るようになった。彼女のスパゲティはどんな味がするのだろうか。日本でスパゲティを食べながら想像する。激辛のピリピリピーマンを入れたら若者に人気が出るかもしれない。パセリは高いので小ねぎを小さく刻み、振りかけて彩りを添えればどうだろうか。毛虫の時期には、毛虫スパゲティは人気があるはずだ。アフリカに行ったら、彼女に新メニューを提案しよう。私の気持ちはアフリカに飛んでいる。

スパゲティが、アフリカでB級グルメとしてもっと広がっていけばと願っている。沿道の屋台のスパゲティ屋から、小さなキヨスクのレストランを開業できればと思う。私は日本で「レストラン　パトリシア」が開店するのを夢見ている。

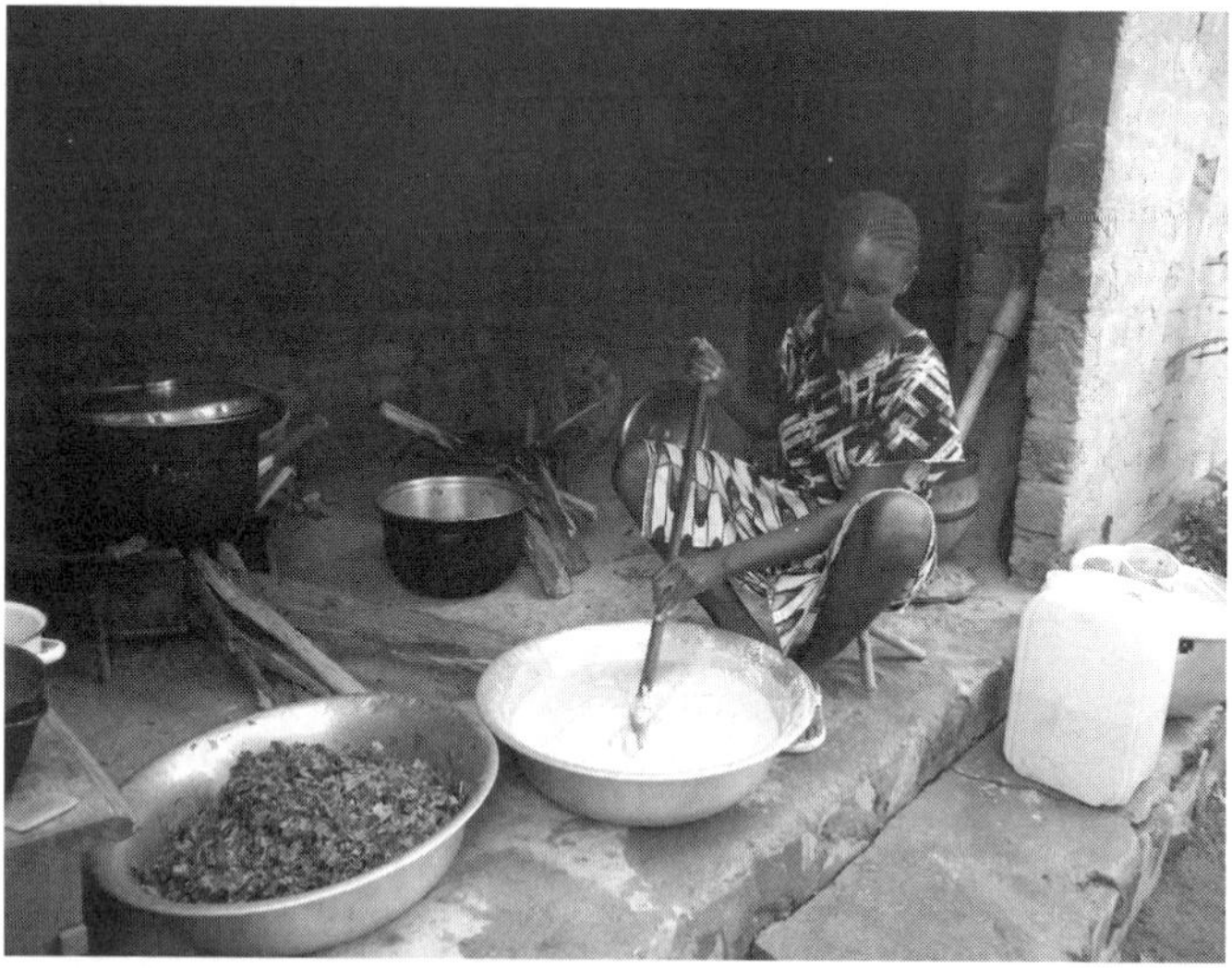

4　エスプレッソ

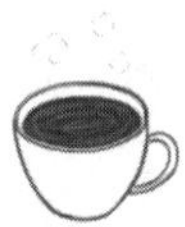

　街でイタリア語の名前がついたカフェを見つけて、ふらりと入り、迷いもなく「エスプレッソ」を注文した。

　ほろ苦い「エスプレッソ」を飲むと二十数年前のことをいつも思い出す。

「ミズコ、明日は朝四時出発だ！」。私は、フランス人の神父さんが七百キロほど離れたミッションを訪問する旅に同行した。神父さんが若者二人を乗せて私を迎えに来た。教会は、地方への郵便物の配送の手助けをしている。通過する村々の郵便局に郵便物が入っているデニム製の大きな袋を届ける。袋は鎖が二重に巻かれ大きな南京錠がかかっている。後部座席には、郵便物の袋に囲まれた狭いすき間に若者二人が乗っていた。

　早朝に出発するのは、対向車がないことと盗賊に遭わないためだ。盗賊が狙うのは、外国の援助団体の赤ナンバープレートの車である。教会の車も赤ナンバープレートだ。暗いとナンバープレートの色が判明できないので盗賊の被害に遭うことはない。若者たちと旅をするのは、事故など緊急時に対応するためだ。バンギはほぼ赤道直下で日の出は、ほぼ五時過ぎだ。暗闇の中を車は順調に走った。最初の六十キロは舗装道路だが、あとは赤いラテライトと石ころの道で車体はガタガタ飛び跳ねた。

七時前に隣町に入った。この街にはフランスの女子修道院がある。私はここで朝食をとると思っていた。

「朝食は、次の村のイタリア人の女子修道院にしよう。その修道院のエスプレッソは最高においしい。朝食もおいしい。一時間くらいで着くよ」。神父さんは、フランス人の修道院を猛スピードで通り過ぎた。宣教師たちと旅をすると、食事はあちこちの修道院で食べさせてもらう。修道院の食事は手間暇かけて料理した心のこもった食事でおいしい。旅に出ると、旅先でごちそうになる食事が楽しみだった。

八時過ぎに、イタリア人の修道院に着いた。シスターたちは誰もいなかった。シスターたちはすでに学校や診療所などそれぞれの職場に出かけたと、掃除をしていた老婦人が言った。私たちはため息をついた。持参した水を飲んで、次は昼食を食いはぐれないように次の街の修道院へと車はスピードを上げた。

神父さんが、最高においしいエスプレッソと言ったが飲む機会はその後もなく、私にとって幻のエスプレッソとなった。この時以来、私は日本やヨーロッパのカフェでエスプレッソを飲むようになった。

今は、アフリカの村々まで携帯電話が普及しているので、事前に電話をしておけば食いはぐれることはない。しかし、旅の醍醐味《だいごみ》はハプニングにある。この旅を私は幻のエスプレッソの旅と呼ぶが、この旅にはまだ驚きが待っていた。


急に車が止まった。「旅の安全をお願いするためにお祈りだ！」「えっ！」。私はけげんに思った。朝出発するときにお祈りをしたのに、またお祈りをするのかと思った。「これから五十キロは、深い森の中を走る。象やライオンに襲われないように、車が故障しないように祈るのだ！」「分かりました！」

お祈りが始まった。この旅は、こんなに恐ろしい旅だったのかと私は後悔したが、もう前に進むしかない。私たちは沈黙したまま緊張して、じっと道を見つめていた。途中、樹々がなぎ倒されているところがあった。「象の大群が通過した跡だ！」。道の端に茶色っぽい大きな塊があった。「象のふんだ！　数時間前に象は通っていたようだ！」。神父さんの話に私は胸をなでおろした。

森の中の五十キロの道は、草道であるが道路は整備がされていて、車は順調に走った。森を通過するのに一時間以上かかった。森の中を無事に抜け、眼前が開けたときはホッとして、肩の力が抜けた。


深い森を抜けると、目的地であるフランス人の女子修道院に着いた。老シスター二人が私たちが無事に着いたことを大変喜んでくれた。

「ライオンに遭いませんでしたか？　時々、道のど真ん中で寝ているのよ」。ここではこれが普通の会話なのだろうが、怖い村だ。

「ライオンに遭えば、どうするんですか？」

「すぐ車を止めて、ヘッドライトを点滅させると、ライオンはせっかく昼寝しているのにうるさいなあとゆっくり立ち上がり、森の中に消えるよ。ライオンの機嫌を損なわないことね。つまり刺激しないことが大切よ」

ライオンの気持ちまで代弁できる愉快なシスターだ。

野生動物に遭わなかったのは、お祈りのおかげかもしれないと私はひそかに思った。

夕食はチキン料理だった。私はお腹がすいていたのでがつがつ食べた。

「私はチキン料理が大好きです。おいしいです！」

「ライオンが、ニワトリを襲いに来るときがあるのよ。その時は銃で威嚇すれば森に逃げて行くよ！」

食卓での会話にしては尋常ではない。私はドキッとした。お手洗いは外にある。夜中にお手洗いに行って後ろからライオンに飛びかかられるのではと思うと背筋が冷たくなり、急に食欲が失せた。飲み物も極力控えた。

私にとっては危険と隣り合わせの生活であるが、老シスターたちは、この森に囲まれた修道院での生活を楽しんでいるようだった。彼女たちにとってはこれが普通の生活である。普通の生活ができるのは、十分な危機対応ができているので可能なのだと思った。銃のトリガーを引く老シスターを想像すると、修道女というより銃を持って戦うジャンヌ・ダルクのように思えて、ちょっぴり格好良さも感じる。

カフェでエスプレッソを飲むたびに、幻のエスプレッソ、五十キロ続く深い森、銃を持って生活していた老シスターたちのことを思い出す。

5　ランドローバー

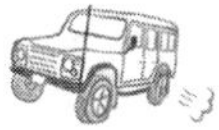

テレビで古い白黒の戦争映画を放映していた。ランドローバーが川を渡るシーンを見て、「私は同じ車を運転していた！」。私は小躍りした。

私は、二十代の頃コンゴ民主共和国の赤道の森をランドローバーで駆け抜けていた。運転するのは私、後ろでは仲間たちがワイワイおしゃべりをしていた。イギリス製のランドローバーは、ごつい車体でハンドルが重たかった。直角に曲がるときは、腰を上げて両手に力を入れてハンドルを切った。ぬかるみの深みにはまり、車内に水が入ってきても、四輪駆動車でありアクセルを踏みこめば容易に脱出することができた。ディーゼル車だったのでそれが可能であった。ランドローバーはアフリカの道なき道を駆け抜ける頑丈な車で、アフリカのサバンナがよく似合う車だった。

私は、毎週午後から、過疎地の巡回診療に出かけた。その時は、いつも若者三、四人がお供し、スコップ、ノコギリ、ロープなど緊急時の必需品を準備した。大雨の後に出かけるとぬかるみにはまったり、倒木で通行できないときがあり、倒木を切ってロープを巻き、車で引いて脇に寄せ、道を開けた。いつも若者たちが問題を解決してくれるので心配はなかった。

月に一回、シスターたちと街に買い出しに行った。その時は、修道院のお抱え運転手ミッシェル老人の運転で、整備士のシモンが必ず同行した。

「明日は、雄鶏の第一声に集合」とシスターが言う。この時間は朝五時頃のことだ。ミッシェル老人は、猫背でハンドルを抱きかかえるようにして慎重に運転する。石ころに乗り上げて車が跳ねると、「ミッシェル！　私の背中の骨が折れるよ！」と腰痛でコルセットを巻いている老シスターの院長さんが声を上げる。「すみません！」とぼそっと謝る。水たまりの前に来るとシモンが降りて、棒で水たまりの深さを調べ誘導する。途中、渡し船で川を渡る。陸から船まで渡した狭い板の上を車はゆっくりゆっくり登って船に乗る。数センチ間違えば車は川に転落する。シスターは、声を出してロザリオの祈りを唱える。私は、はらはらしながら土手の上で見守る。こんな曲芸ができるのはミッシェル老人の熟練の技だった。私は単にサバンナの一本道を駆け抜けるだけの運転手だった。その道には対向車もなく、私のために作られた道だと思い得意になってスイスイ運転した。

二年後、首都のキンシャサに移り、そこではトヨタのランドクルーザーを運転した。ハンドルの軽さに驚いた。車にパワーステアリングがついているからだと教えられた。片腕でカーブも回れたし運転しやすかったが、なんとなく車の威厳を感じなかった。街中でランドローバーの姿はほとんど見かけなかった。

四十代は中央アフリカ共和国でエイズ患者さんの支援活動を首都バンギで行った。この街ででも私はランドクルーザーを運転した。街中を走る車両の七、八割は日本製の車で、その他は韓国の車だった。ランドローバーは完全に姿を消していた。中央アフリカ共和国では、内戦が繰り返されるようになり、だんだん治安が悪くなった。訪問診療に出た医師と看護師が乗った車が反政府軍に略奪された。数日後に車は取り戻したが、それ以来、私は運転することを辞めた。その後は、公私ともにパスカルとベルトランの二人の運転手が私をあちこちに運んでくれた。

二〇二一年四月、イギリスのエリザベス女王の夫フィリップ殿下がお亡くなりになった。殿下は、ランドローバーを愛された方で、生前に葬儀の時に自分の棺を運ぶランドローバーを準備されていたとニュースが伝えていた。殿下の葬儀でランドローバーを見ながら哀悼の意をささげた。久しぶりにランドローバーを見た。昔のごつい車体ではなく、昔のランドローバーの角を丸くしたような優しそうな車体であったが、昔の面影は残っており威厳は保たれていた。

私の青春、それはランドローバーを運転して赤道の森やサバンナを駆け抜けていた頃だ。後ろに乗った青年たちが、「マドモアゼル、もっと飛ばせ!」とけしかける。「行くよ!」。私はアクセルを踏んでスピードを上げる。小石を飛び越し車体が跳ねる。彼らが「キャー、キャー」と歓声を上げる。私は、夕日に向かってさらにアクセルを踏み込む。サバンナをランドローバーで駆け抜けていた頃が、私がいちばん格好良かった頃だ。私の青春だった。

6　ジョナスの人生

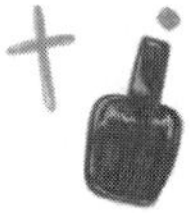

アフリカからジョナスの訃報が届いた。「神は、ジョナスのために天国のいちばん良い席を準備してくださっただろう」と私は思った。

私は彼と出会って四半世紀。彼は、診療所の近くのカトリック教会で働いていた。彼の仕事は、朝五時半に教会の暁の鐘を鳴らすことから始まる。「六時からミサが始まります」と信者に知らせる朝一番の鐘だ。六時になるとミサの始まりを告げる鐘を鳴らす。ミサの準備、ミサの後片付けをする。

その後は、教会の隣にある小学校の門番の仕事。小学校は七時半に始まる。「急げ、もうすぐ門が閉まるぞ」。ジョナスが大声で叫ぶ。子どもたちは夢中で校門に向かって走ってくる。ゴムゾウリを履いている子どもの脚がもつれて倒れて泣き出す。ジョナスは、子どもを抱き起こし、手を引いて門の中に入れてから門を閉める。その後は、小学校の校長先生や神父さんの使い走り。校長先生はセネガル人のシスターで、神父さんはベナン人だ。あちらからこちらから「ジョナス！」「ジョナス！」と声がかかる。「はい、シスター！」「はい、神父さん！」と彼は、教会と小学校の間を走り回る。

彼の住まいは、教会の敷地内にある小屋のような小さな家だ。彼は若くして奥さんを亡くし、ひとり娘は成人して地方で暮らしているらしい。ジョナスは一人暮らしだ。

ジョナスは、常に酒気を帯びている。「ジョナス、酒臭いよ」。シスターから注意されると、「飲んでいません」とぼそっと言う。シスターに呼ばれると、酒の量が少ない時は事務室に入ってゆくが、彼なりに酒の量が多いと思うと、部屋の外に立って、「シスター、用件は何でしょうか？」と外から声をかける。「部屋の中に入りなさい」「いや、ここでいいです」。シスターには、何もかもバレバレだ。

ジョナスは、毎日の食事はどうしているのか気になる。住まいには鍋一つ見当たらないから外食だろう。外食といっても沿道にある食べ物屋さんのご婦人たちから貰うか、シスターから食事のお裾分けのようだ。彼は、酒があれば満足だ。ビールは国内で生産しているが高価である。しかし、天然のヤシ酒とトウモロコシの蒸留酒である地酒は手ごろな値段で飲める。ジョナスは、常に酒気を帯びているが、泥酔しているのは見たことがない。彼は教会の仕事は誠実に行い、口数が少なく、いつも笑顔を絶やさない。彼は仕事の不満を言うこともなく、人の悪口を言うこともない。「酒は飲んでいません」と言ううそは方便の域であり、シスターたちは苦笑している。

私とジョナスは二十数年来の知人であるが、彼はとうとう私の名前を覚えてくれなかった。私の名前を何十回教えても、私は「マダム」である。シスターたちは四人いるので、それぞれの名前を覚えないと仕事に支障を来す。しかし、私とは仕事上の関わりがないので、私の名前を覚える必要はないのだ。彼は無駄なことに頭を使わない主義なのだろう。だが、彼が「マダム」と私を呼んだあと必ず照れ笑いをするのは、名前を忘れました、ごめんなさい、という意味が含まれているような気がした。私も笑顔で、「ジョナス、元気?」と返す。

日曜日は三回のミサがある。ジョナスは、前列の子どもたちの席に座り、子どもたちを見守る。「話はやめなさい」「きちんと前を向いて座りなさい」「今は祈る時間です」「大きな声で歌いなさい」と厳しい。態度が悪くてミサの邪魔になる子どもは外に追い出される。抵抗する子どもたちを腕力で外に引っ張り出す。ミサ中の子どもたちの指導は彼の重要な仕事で、とても厳しい。

私は、訃報を知ると「何歳だったのだろうか？　死因は何だったのだろうか？」と気になる。この国では人の年齢を語ることはほとんどない。人間は、子ども、大人、老人の分類しかない。ジョナスは老人だったということだ。死因も老人だったからと、シスターは答えた。人は何歳まで生きたか、どう生きたかよりは、ジョナスという老人は、どれだけ多くの人に愛され、どれだけ多くの人が彼の死を惜しんだかが重要だ。

私はジョナスのために祈りながら、彼の告別式を想像した。教会内は参列者であふれ、教会の周りにも参列者が詰めかけ、彼との別れを惜しんだだろう。また、ジョナスから指導を受けた子どもたちが、彼のために大声で聖歌を歌い、真剣に祈っただろう。

ジョナスは、酒を愛し、人を愛し、神を愛したシンプルな生涯だったが、彼は誰でもが認める偉大な人であった。聖人にいちばん近い人かもしれない。

7 親族

「マダム、紹介します。この人は、僕を産んでくれた人のすぐ後に産まれた人です。母一人、父一人です」

私は、頭の中で血縁図を描き、少し考えて、「叔母さんよね！」「そうです」

彼らにとって、家系図を語るとき、出発点はいつも「私を産んでくれた人」から始まる。

単に、「お母さん」と言ってくれれば理解も早いが、彼らには、お母さんは何人もいる。母方の女姉妹は「お母さんと呼び」、男の兄弟は「お父さんと呼ぶ」。だから「私を産んでくれた人」は大きな意味を持つ。

職員に不幸があると二親等までは忌引き休暇が認められている。数カ月前にお母さんが亡くなったのに、またお母さんが亡くなる。血縁図を書いてもらうと叔母さんである。私は忌引きを許さない。「僕を育ててくれたのは、この叔母さんですよ」。いつもこんなやり取りで、忌引きにするか年休にするかでもめるが、いつも私が折れることになる。私にとっては、診療所は超多忙で急に職員に休まれるのは打撃である。彼らは、忌引きが認められると次は借金の申し入れである。家族に不幸があると、悲しみよりもお金の工面をすることで頭がいっぱいになる。

「マダム、相談があります……」いつもの筋書きだ。借金の相談と言うより、交渉だ。「返済できていないお金が……」、私は借金のノートを彼の目の前で広げる。「親族の中で働いているのは、僕だけです。僕がお金を工面しないと葬式ができません」。泣き落としだ。借金は重んでゆく。給料から少しずつ天引きをすることで約束を取り付けているのに、給料日になると、「今月は、子どもが病気で出費が重んで天引きしないでください……」と次々に家庭の事情を並べられる。「約束は、約束だから」と言うと、「マダムは、優しくない」と言われ、ついに「マダムは意地悪だ」と言われるとさすがの私もカッとなるが、私のお金ではないのだからと息をのみこむ。彼らとの交渉では、いつも彼らの作戦勝ちである。

私の小さな友達クララは小学一年生。彼女が、同じ年くらいの女の子を連れて私に会いに来た。「お姉ちゃんです」と紹介した。クララには姉はいないので、血縁を聞くと母方の叔母さんの子どもだ。「お姉ちゃんではなくて、『いとこ』と言うんだよ」と教えた。そばにいた事務長が、「アフリカでは、『いとこ』という言葉はありません。全員兄弟姉妹です」と言ったので、「そうなの！　初めて知ったよ」。私は驚いた。

「マダム、紹介します。ポールです。兄弟です」。紹介される人は、みんな兄弟姉妹だ。聞いてみた。「兄弟と言っても、どんな血縁なの？」「同じ村の出身です。同じ村の出身は、みな兄弟姉妹です」。なるほど、村は同じ部族が住んでいるので、同部族は兄弟姉妹なのだ。

「あなたは何人兄弟ですか」、同僚は天を仰ぎ考える。それほど難しい質問ではないと思うけど。

「二十人くらいかな？　これからまだ兄弟は増えますよ！」。父が多妻で、別れてはまた娶《めと》るし、母親は離婚して再婚しているので、異母兄弟、異父兄弟がいるらしい。

「父一人、母一人の兄弟は何人ですか？」「七人です」。彼は即答した。

私は「父一人、母一人」という言葉がとても気に入っている。実父、実母と言うよりも唯一の父、唯一の母という意味合いを強く感じる。アフリカの人たちにとっては「父一人、母一人」の兄弟姉妹は誇りであるが、彼らにとっては異父母の兄弟姉妹でも愛情に差がなく、共に支え合って生活している。

兄弟姉妹が、多いということは、幸運が転げ込んでくることもある。彼らの中で誰かが政治家、実業家、医師など高収入を得るようになれば、親族全体が潤うことになる。しかし、親族の面倒見が悪いと非難される。これは成功した人たちの宿命である。成功しなくても、日本の民間団体で働いているというだけで、親族からの「助けて！」のお願いは絶えることがない。子どもが病気した、診察代がない、薬を買うお金がない、子どもが小学校に入学する、親族に不幸があり村に帰省する交通費がないなど、「助けて！」の依頼は矢のように降ってくる。職員は嘆いた、「無職の時は、心が穏やかだった！　誰からも頼られなかった」

彼らをそばで見ていると職員に同情する。「給料の前借りばかりしていると、給料日にはお金は残っていないよ」「仕方ないです」と彼らは肩を落とす。

コンゴ民主共和国で活動していた頃、友人の家族の葬儀に参列した。お棺を穴の中に降ろすと、男性が穴の中に降りてお棺を開けて何かをしている。

「彼は、遺体の腰に巻かれたひもを切っているのよ」と友人が教えてくれた。私が、けげんな顔をすると友人は言った。

「親族のしがらみから解放され、自由になりました、という意味なの」

アフリカでは子どもが生まれると老婆が子どもの腰にひもを巻く。そのひもにトウモロコシの実や動物の爪などを付ける。トウモロコシは、この子もたくさんの子どもに恵まれますように。動物の爪は、健康で強い子どもになるようにとの願いであるという。腰ひもはおむつをくくりつけるという役割も持っていた。

私は、その時この腰ひものもう一つの意味を知った。「親族の絆」である。生まれたら生涯親族のために尽くす。つまり忠誠を尽くすということだろう。「誰一人見捨てていない」という言葉が日本ではよく使われるが、現実は身寄りがいない行旅《こうりょ》死亡人（編集部注　①名前も住所も分からず、引き取り手がなく、身元不明の死者のこと。②旅の途中で身元が分からないまま死んだ人。行き倒れ）が増えている。真に「誰一人見捨てていない」

アフリカの社会では、親族の犠牲の上に成り立っていると言っても過言ではない。人は誰でも、病気や高齢になると人に助けてもらう日が来る。「情けは人のためならず」だ。アフリカは、貧しいけれども、健全な社会ではないかと思う。

8 猫の後見人

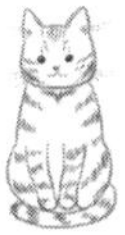

ボニファスは、朝、診療所に来て、勤務が終了するまでいた。彼は診療所の職員ではない。彼は、日本の民間団体が活動を始めた時、仕事を見つけたいと思って毎日通って来たのだろう。しかし、彼は字の読み書きはできず、体格は貧弱で肉体労働ができる体ではなかった。そこで彼が考えたのが、職員たちの御用聞きという仕事だった。

職員が「ボニファス、冷たい水を買ってきてくれ」と頼むと、市場に走り冷たい水を買いに行き、いくらかのチップをもらう。給食の賄いを手伝い、給食を食べさせてもらう。これが彼の生業であった。みんなは、彼に親しみをこめて「ボニ」と呼んだ。

診療棟と事務所は、少し離れていた。

「ボニ、これと同じ消毒薬をもらってこい」

「ボニ、救急搬送したいので、救急車がいるかどうか確かめてこい」
「ボニ、患者のことで相談したいのでマダムを呼んでこい」
食糧配給の日には、混乱しないようにボニが整列させ、袋を持参していることを確認するので、配給がスムーズにできた。その日、ボニは受給者の三倍の配給をもらう。

私は、食糧庫のネズミの被害に頭を痛めた。倉庫には、トウモロコシや大豆の粉、ミルク、米、ピーナツなどがあり、ネズミが袋を食い破り、粉が床に散乱する。ネズミ捕りの毒薬を仕掛けると二、三匹は毒殺できるが、ネズミはすぐ学習をする。ネズミ捕りの毒薬は高価で採算が合わないと思い、ついに私は猫を飼うことに決めた。声をかけると、かわいいキジトラのオスの子猫が来た。私が「トム」と名づけたのは、老人から子どもまで、さらに国籍を問わず誰でもが正確に発音できる名前だと思ったからだ。三、四歳の子どもが「トム」と声をかけているのを見ると、親しみやすい、いい名前だと私は悦に入っている。

この地域では、猫は魔物として忌み嫌うが、反面猫を食べると強い精神が宿ると信じられているらしい。私は猫が大好きだ。暇な時にトムを抱いていると、職員たちは私から距離を置いて通って行く。会議の時、私の膝で眠っていたトムが、突如テーブルの上に飛び乗って背伸びをした。さあ、大変。「あっち行け！」、事務長が奇声を上げて立ち上がった。他の者たちも立ち上がって逃げる態勢だ。彼らの怖がりように私はショックというよりこっけいさを感じた。私はすぐ、トムを抱き上げ、急いで外に出た。トムは、寝起きに何が起きたかと驚いた様子だった。猫はやっぱり魔物なのだ。しかし、ボニはいち早く、トムの係を申し出た。

「マダム、トムの寝床を倉庫の隅に作りました」「マダム、トムは食事が足りないようです」。私とボニは、トムのことで急接近した。ボニは毎日、二、三回トムの様子を私に報告に来る。「ボニ、トムを連れてきて！」。私は疲れるとトムを抱いて事務所で休む。トムを抱いていると職員も寄り付かないのでゆっくり休めるのだ。私は物心がついた時にはすでに猫がそばにいた。子どもの頃、猫と遊び、猫と寝ていたことを懐かしく思い出した。私は膝の上で眠っているトムを撫でながら、ボニは本当に猫を好きなのだろうか、魔物の猫を怖いと思っていないのかと自問自答する。

トムが来てからネズミの被害は無くなった。トムは、すべての建物をくまなく巡視し、臭いおしっこを振りまいていくからだ。事務長はトムの食費を経費から出すように考慮してくれた。トムは職員になったので、事務員のベアトリスが、トムの身分証明書を作った。トムの職業は「猟師」だ。ベアトリスのユーモアに職員たちは爆笑した。トムの食費を管理するのは後見人のボニである。

患者さんがメス猫を売りに来た。黒い模様が頭と胴体の二カ所にある雌の白い子猫だった。言われるままに四百円で買った。患者さんが、猫の名前は「ツツ」と言ったので、私たちも名前を引き継ぎ、「ツツ」と呼んだ。メス猫は四匹の子どもを産み、ボニは猫たちの世話で忙しくなった。子猫たちが診療所の周りを歩き回り、草むらに隠れたりしてとてもかわいかった。患者さんの中には、猫好きな人もいるようで、母猫に話しかけたり、かわいい子猫たちを眺めて楽しむ人もいた。

「マダム、子猫が盗まれました。一匹が見つかりません」。ボニが事務所に駆け込んできた。

「誰かが、売るために子猫を盗んだんです」。ボニが声を荒げて怒るのは初めてだった。

子猫たちはすでに養子先が決まっていた。私は、誰かが猫をかわいがって育ててくれればいいと思ったが、ボニの怒りはその後も続いた。

数年前から、ボニは新しい仕事を見つけた。カルテ売りである。この国では、診察に行くときは、自分用のカルテを持参せねばならない。医師は、個人用のカルテに症状、診断名、処方薬を書くので、他の診療所に行っても病気の経過が分かる。良いシステムである。個人用のカルテは、Ａ４の用紙を四分の一に切った、十ページ余りの手帳型のカルテである。ボニは待合室でカルテを作り、診療所の入り口で売っている。「ボニ、カルテは売れていますか?」。彼はいつも笑いながら、「少し」と言う。

ボニは若い頃に離婚して子どもがいるらしいが、ずっと一人暮らしだ。彼は優に五十歳を超えているように見える。彼は数年前から膝が悪くて手術を受けた。診療所では、ボニを貧困者支援リストに加え、医療費無料、生活支援として、毎月約四千円を支給することが決まった。私がいなくても、これからもボニの生活は保障されると思い安堵した。

活動を始めて三十年。職員たちは、転職や定年などで職場を去って行ったが、唯一ボニは最初からいつも私たちと一緒で、私たちと共に歳を重ねてきた。ボニは職員にはなれなかったが、診療所の歴史の証人である。

初代トムからほぼ二十年、今、トムは三代目である。トムの後見人は、今もボニである。

9　盗賊の話

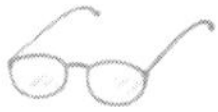

盗賊の話というと民話かアラビアンナイトの世界かと思い、「何だか楽しそう」とつい口から出そうになるが、中央アフリカ共和国には、本物の盗賊がいた。私たちは常に盗賊対策を怠らなかった。

国際援助団体のナンバープレートは赤色、外交官はグリーン、一般車両は紺色だ。盗賊団が狙うのは私たちが乗っている赤いプレートの車だ。この車には、ほぼ外国人が乗っている、乗っていなくても外国人が所有しているので、金銭を稼ぐチャンスである。外交官の車は国際問題になるので、絶対に避けねばならないのだ。彼らはサバンナの草むらから突然出没する。サバンナにパラパラと生えているマンゴーの樹や他の常緑樹に登って双眼鏡で、はるか彼方からやってくる車のナンバープレートの色を識別する。盗賊団は突如草むらから出てきて車を止め、お金、貴金属、その他金目の物を盗んで草むらに消える。彼らは、車には関心がない。彼らは身軽でサバンナの草むらを馬で移動しているらしい。盗賊団は人の命を狙うのが目的ではない。

この国で長年宣教活動をしているフランス人神父から、盗賊対策のためのアドバイスを受けた。盗賊対策は二つ。まず、地方に出かけるときは最低二十万フラン（約四万円）の現金を「身代金」として常時携帯しておくこと。私たち国際援助団体は資金に余裕がないので二十万フラン渡せば放任してくれるだろうという。私は、神父が提案した金額を守っている。ちなみにこの国では運転手の給料は約八〜十万フランであるから、私たちには大金である。二つ目は盗賊に出会ったら絶対に抵抗しないこと。抵抗して殺されたという話があるらしい。とにかく盗賊に早くお金を渡して放任してもらうことだと神父は語調を強めた。夕方から早朝までの暗い時間帯は、ナンバープレートの色の識別ができないので盗賊は出没しない。また、雨季の雨の後はぬかるんで馬での移動が難しく、盗賊に遭う心配はまずない、と神父は付け加えた。

アパートの隣人が地方へ出張に行く途中に盗賊団に襲われた。彼は、ヨーロッパのコンサルタント会社の五十代の男性だ。「下着一枚にされた。これほど自尊心を傷つけられたことはなかった」と怒った。さらに「メガネも持って行かれた。メガネは、特別注文の矯正メガネで高価だった。ヨーロッパに注文するのに日にちもかかる」と声を荒げた。私は彼に同情したが、職場の同僚たちに話すと彼は高級な服を着ていたのだろう。彼は運が悪かった程度の同情しかしなかった。彼は身体的な被害はまったく受けなかったからだろう。職場でも盗賊のことは話題になるが、現金や貴金属やカメラを持って行かれたという類いの話なので、時に笑い話で終わることが多い。

地方で活動しているシスターたちが、買い出しをして帰る途中に盗賊団に襲われた。シスターたちは、買い出しで現金を使い果たしていた。盗賊団は、食糧や日用品などには関心がない。逃げるときの足手まといになるのだ。シスターたちは、盗賊から棒で背中を叩かれたらしい。同僚たちは、シスターたちは気の毒だと同情した。

夜中、近くの女子修道院に盗賊団が入った。会計係のシスターは、飛び起きて「お金はこれだけです」と金庫にあった十万フラン余りのお金を投げると、盗賊団はそのお金を持って立ち去った。盗賊の目的はお金である。お金を隠して出さない、またお金の手持ちがなかったら、盗賊は逆上するに違いない。

私は絶対使ってはいけない「身代金」二十万フランは、バックの中に常に入っている。街の中でも、暗くなってからの移動は何が起きるか分からない。夜は、このバックを枕元に置いて寝る。夜中に盗賊が来た場合の対策だ。急にお金が入用になり、この「身代金」を使ってしまうと落ち着かない。翌日すぐに銀行に走る。昼夜を問わず「身代金」を持ち歩いていた頃は、毎日が緊張感と緊迫感があった。

国内で内乱が繰り返されるようになってから、地方へ向かう国道に出没していた盗賊は影を潜めた。国はいまだに平和を取り戻すことができないでいる。国内では反政府勢力、テロリスト、ＰＫＯ（国連平和維持活動）、国軍がいる。彼らは必ず銃を携えている。盗賊と呼ばれる人たちは銃を持っていない。彼らが持っているのはせいぜい短刀である。彼らは銃を持った人たちの前では無力である。

国道に盗賊が出没していた頃は、五、六十キロ離れた郡部まで出向き、エイズの啓発教育を行っていた。「国道に盗賊が出没していた頃は、実は平和な時であった」。私は、ふとこんなことを思い、一人で苦笑いしている。

10　洋裁師ロジェ

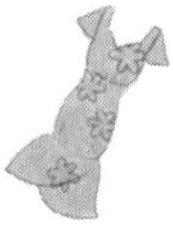

「結婚します」とロジェから言われたとき、エイズ患者が結婚を考えられるときが来たのだと、感無量であった。

エイズ医療は、看とりの医療であったが、二〇〇六年にＡＲＶ（抗レトロウイルス剤）の治療が始まり、徐々にエイズで亡くなる患者さんが減り、エイズは「死の病」から「慢性疾患」になった。先進国では、一九九六年頃からＡＲＶの治療が始まったが、途上国は先進国から十年遅れた。この十年間はとても長かった。現地では政府関係者と裕福な患者さんは、ヨーロッパに行きＡＲＶの治療を受けていたが、貧しい患者さんたちにとってはエイズの治療は絶望的であった。まさに、お金が人の命を左右した。

「もし、あなたが日本人であれば、若くしてエイズで亡くなる必要はなかった」、こんな申し訳ない思いで看とりを行っていた。二〇〇二年、国連で「世界基金」が設立され、アフリカでは二〇〇六年からエイズ、結核、マラリアは無料で治療ができるようになった。
しかし、ARV治療を始めれば、すぐ奇跡が起きるわけではなかった。エイズで体力を落とした患者さんには、薬の副作用が強かった。吐く、吐き気による食欲不振、目まいなどでさらに体力を落とし、内服を拒否する患者さんもいたが、彼らには点滴で水分を補給し、イワシの缶詰を配って栄養補給を促しながら励まし続けた。彼らは数カ月間は薬の副作用に苦しんだが、この苦しみを乗り越えられたのは、ARV治療に生きる希望を託したからだと思う。

ロジェは、腕の良い洋裁師である。彼は、私の専属の仕立て屋だった。採寸もほどほどで、「デザインは丸首で少し広めに、ウエストはゆったりで、フレアスカートのミモレ丈」と口頭で説明すれば「分かった!」のひと言。数日後には、サイズはぴったりでデザインも注文どおりの服ができてきた。保健センターの女性たちの注文は、まるで舞台衣装でロジェを疲れさせた。胸は露わに、体の線にフィットさせ、膝から下はチューリップのように広がっている。彼女たちは、この服をどこに着てゆくのかと思っていると、ちゃっかり職場に着てくる。

ロジェは、とても丁寧な仕立てをするので完成までに時間がかかるが、縫い賃は安いため保健センターの女性職員たちの注文が多くいつも忙しくしていた。しかし、ロジェは疲労がたまってくると帯状疱疹になり、痛みに耐えられず寝込んだ。彼はぎりぎりの体力で洋服を仕立てながら生計をたてていた。彼は、ARVの治療開始をとても喜んだが、やせて体力がなく薬の副作用に苦しんだ。副作用のために、ARVの内服を適当に調節する患者さんがいる。ロジェも時々そうしていたようだ。血液検査の結果でそれが分かった。

「薬は副作用でつらいけど、少しずつでいいから食べることが大切よ。体力があると副作用を乗り越えられるからね！」と励ました。「そうですね」とつぶやいたが、疲れ果てて目はうつろだった。

ARV薬は、次々に新しい薬が開発され副作用が少なくなり、治療を放棄する患者さんは少なくなり健康を回復した。患者さんの中には「もうエイズは治った！」と勘違いをして内服をやめる人が出てきた。これは薬の耐性を招き危険なことであった。毎月「感染者集会」を開き「エイズは、今の医学では治りませんが、ＡＲＶを飲み続ければ健康に過ごすことができます」と今も言い続けている。

ＡＲＶ内服者は半年ごとに、血液中のエイズウイルス量を測定する。「ウイルス量測定不能」という結果が百点満点だ。血液中のエイズウイルスの量が少なく測定不能であるという結果だ。一度だけではいけない。これからもずっと百点を取り続けねばならない。母子感染プロジェクトでは、二回百点を取ってくれれば「妊娠の許可が出る」が、妊娠中もずっと百点を取らねばならない。百点でも母子感染のリスクはゼロではない。

「マダム、結婚します！」。ロジェが駆け寄ってきた。
「お嫁さんが見つかったの？」
「ウイルス量が測定不能になりました。これから探します」。ロジェは笑顔で去って行った。

ロジェが、ＡＲＶの治療を始めてから五年以上がたっていた。エイズの発病から十年余り。彼は衰弱がひどく助からないかもしれないと思ったことがあった。彼が、結婚や子どもを持つことなど考えられなかった。しかし、彼は見事に再起を果たし、ARVの治療ができる時期まで生きながらえた。多くの患者さんたちが、ARVの治療薬を待ちきれずに亡くなっていった。しかし、ロジェは若かったし、洋裁という技術を生かしてアトリエを持ちたいという将来の夢が、彼を支えたのだと思う。

看とりに明け暮れていた頃は、エイズ患者さんたちが元気になることは夢だった。それが現実になった。ARVを開発した研究者たちは、真の救世主だ。「世界の知」と「世界の財」を人類のために使えば「世界の笑顔」を増やすことができる。私の実感だ。

私たちは、ロジェの洋裁の腕を確信し、「ロジェ」ブランドを立ち上げた。アフリカの色彩あでやかな布を使って大小のポーチなどの小物を作るブランドだ。しかし、新型コロナウイルスの世界的な感染拡大により渡航を断念したために、「ロジェ」ブランドは夢と消えた。

今、ロジェはアフリカの女性たちの洋裁師として、彼女たちの夢をかなえている。

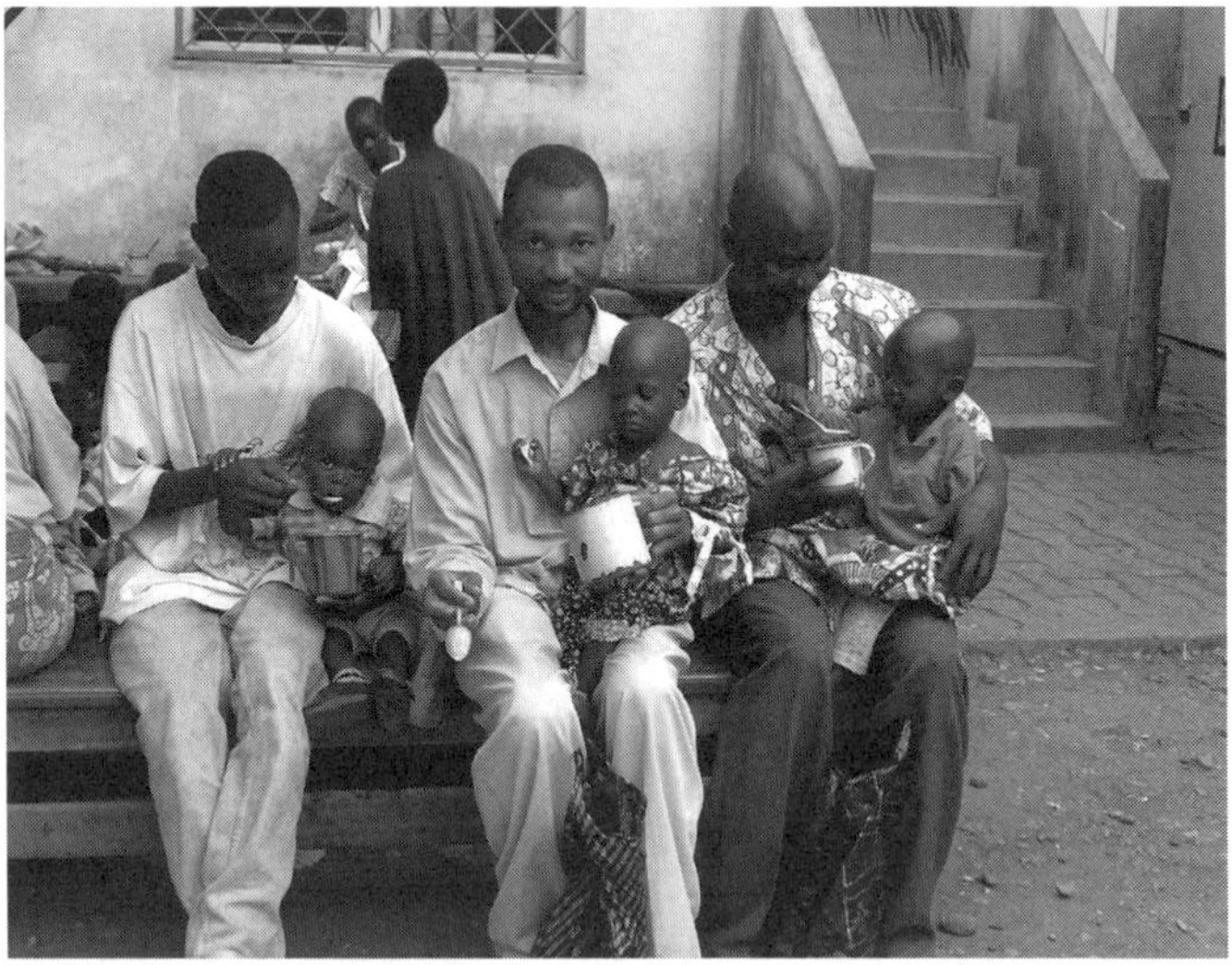

11　あなたの名前は

夕方、暇な時は近所の友人宅にぶらりと出かける。私を見かけると「外国人、外国人」と言いながら子どもたちが集まってくる。私はいつも子どもたちにあめを持って行くので、あめを目当てに子どもたちが集まってくるのだろう。二、三十人の子どもの集団の中でいつもいちばん後ろからついてくるジーンズをはいた汚れた子どもがいた。三、四歳くらいで、髪の毛は男の子のように短く、イヤリングをしていないので男の子かと思ったら女の子だった。私は、その子がいつも無口で悲しそうな表情をしているのが気になった。「あなたの名前は?」「お前の名前をマダムに教えろ!」と活発な男の子たちがせっつく。誰かが「マヌヌだ!」と言った。

それ以来、私とマヌヌは友達になって、話をするようになった。マヌヌは叔母さんのポリンが育てている。マヌヌの母親はエイズで治療中、父親は誰か分からないらしい。ポリンはシングルマザーとして小学生の女の子が二人いて、さらにマヌヌを育てている。彼女は定職がなく食堂でパートとして働いているが生活は貧しかった。私はマヌヌは教育を受けさせてもらえないだろうと思ったので、マヌヌの教育費を支援すると申し出ると、ポリンはとても喜んだ。

マヌヌを幼稚園に入園させるために出生証明書を持ってくるようにポリンにお願いした。「マヌヌは、自宅で生まれた。私が取り上げた」とポリンが言った。産院で子どもが生まれると、翌日退院時に助産師が出生証明書を出す。自宅で生まれたマヌヌの出生届は市役所に提出したのだろうかと気になった。

ポリンは一週間後に出生証明書を持ってきた。

「ミレイユ・ラネージュ　ダバンガ（苗字）」マヌヌのフルネームだった。マヌヌは単なる愛称だったようだ。マヌヌは幼稚園に入園した。三百人余りの新入生がいた。「ミレイユはどこにいますか?」。私は各クラスを回り「ミレイユ」を探したが、誰も返事をしなかった。教諭が「マダムが探しているのは、ラネージュでしょう」と言って、マヌヌを連れてきた。「マヌヌ、あなたの名前はラネージュなの?」。彼女はべそをかいたような表情をして小さくうなずいた。

「ミレイユがファーストネームの最初に書いてあるのでミレイユかと思った」とポリンに言うと、「ラネージュが良いかなあと思って」と笑った。というわけで、マヌヌの名前はラネージュである。こんなに簡単に子どもの呼称を決めるのだと私はあきれてしまった。彼女は、今までラネージュと呼ばれたことはないだろう。マヌヌの新しい人生が「ラネージュ」として始まった。


子どもを診察に連れてきて、母親が子どもの名前をど忘れしているときがある。「お前、自分の名前を言いなさい！」と母親は子どもの背中を叩く。子だくさんで、親族が同居している大家族の中では、子どもの名前をど忘れすることはよくあるが、マヌヌの例を知って理解できた気がした。

子どもたちは学校に入学し、先生やクラスメイトから名前を呼ばれるようになり、自分の名前をはっきり自覚し、自己を確立してゆく。マヌヌも「ラネージュ」と友達から呼ばれると、「はい！」とすぐ反応している。

子どもたちは、自分の名前またはニックネームを覚えるとき、同時に部族名を教えられる。むしろ部族名が重要なのだ。子どもたちは「私はM村のバヤ族のパトリックです」「私はS村のマンジャ族のマリです」「私はB村のバチ族のポールです」という具合に、はっきり答える。苗字で部族名は分かる。

事務長のフルネームは「モーリス・オノラ　ビアデ（苗字）」で、彼の呼称は「オノラ」である。彼に聞いたことがある。「なぜ、ファーストネームの最初のモーリスで呼ばないの？」「モーリスはたくさんいるので、オノラが良いかなあと思いました。大切なのは苗字です。自分がどの部族の出身であるかが重要です」。これが部族主義の根幹だと思った。

異部族同士で結婚した職員が、「伯父が、第二夫人として同部族の女性を娶《めと》れとうるさいです」と笑っていた。また、彼らは異部族同士の結婚を「国際結婚です」と冗談を言うが、異部族と血が混じるのも嫌うほど部族主義は排他的であることを知った。それぞれの部族は部族語がある。公用語のフランス語、現地語の公用語であるサンゴ語、それに部族語の三つの言語を使い分ける。職場の親睦会はダンスで盛り上がる。彼らのダンスを見れば部族が分かる。各部族はそれぞれに独自のすばらしい文化を持っている。

M部族が大統領になると、大臣や官僚はほぼM部族が任命され、すべてにおいてM部族が優先される。国費または外国からの招へい留学生もM部族が優先され、帰国後は政府の重要なポストに就くことが多い。

タクシーに乗った。個人タクシーの運転手さんが、フランス大統領とツーショットの写真をフロントガラスの前に飾っている。「僕は、在フランスの中央アフリカ共和国大使でした」。自慢げに写真を手に取り、私に見せた。「本当ですか？」。仰天する私に、「政治は危険です！」。彼の言葉には気迫がこもっていた。

大統領が交代すれば、大臣、政府高官、外交官などの要職にある公務員は、総入れ替えになると言っても過言ではない。大統領の部族を中心に人事が行われる。政権担当部族に対する他部族の不満で再三内紛が起きた。政治の中に、部族主義を持ち込んでいることがアフリカの発展を妨げてきたことは確かである。アフリカを知るには、まず部族主義を知る必要があるが、外国人の私には、部族主義は異部族に対してあからさまに排他的であり、受け入れることが難しいときがある。

しかし、部族主義はデメリットばかりではない。地域で貧しい人々を支えているのは、部族の連帯意識であり、「誰一人見捨てない」社会である。

マヌヌは、この国で最も多いB部族である。彼女はB部族の一員として生涯守られてゆくだろうと思うと、私は気持ちが楽になった。

12　イスラム教徒の女性たち

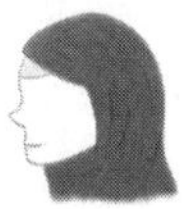

私たちはエイズウイルスの感染予防活動で、正しい知識の普及のために地域を巡り、啓発教育を行った。中央アフリカ共和国は、国民の三割がイスラム教徒で七割はキリスト教徒と言われている。街中の居住地は、イスラム教地域、キリスト教地域にはっきり分かれている。私たちはイスラム教徒の地域では啓発活動をしてこなかった。しかし、イスラム教徒のエイズ患者の治療を行っていたので、啓発教育の必要性を痛感し準備を始めた。

まず、イスラム教の指導者「イマム」に挨拶に行き、男性と女性それぞれのリーダーを紹介してもらった。私は、イスラムの社会は、男尊女卑で、女性は抑圧されているという印象を持っていた。それまでイスラム教徒との交流はなく、テレビや雑誌などで知りえた情報から勝手に印象を膨らませていた。

私は、イスラム教徒のリーダーたちに会った時、特に女性たちの明るさと人なつこさに驚き緊張がほぐれた。イスラムの女性たちに対する私の偏見が間違っていたことにすぐ気がついた。

保健指導員育成のため一週間の研修会を始めた。リーダーは男性と女性の席を分けた。食事の時も男女が別々のテーブルで食べた。これは、イスラムの習慣であると教えられた。

保健指導員たちと地域で啓発教育を計画した。私は男性も女性も合同で行うことを決めた。保健指導員たちは反対したが、エイズは性病であり、男女一緒に行うことに意義があると私は譲らなかった。会場に行って驚いた。トタンの塀を挟んで屋敷の中に女性たち、外側に男性たちがいた。私はあわてた。まさかこんなことになるとは。私はイスラム教のことを何も理解していない自分を恥じた。保健指導員のリーダーが塀の入り口に立ち、司会を務めた。塀越しに双方から意見や質問が飛び交う光景は、こっけいであった。私は、今もこのことを思い出すと赤面する。

イスラム地域の女性たちを集めて啓発教育を行う時は必ず「イマム」が出席した。

彼は宗教と性に関する疑問があれば、それに答える。女性たちは、イマムに対して結婚前に男性のエイズの検査を要求した。イスラム教徒で経済力がある商人は、十五、十六歳の少女を第二夫人、第三夫人として娶《めと》ることは珍しくない。十代の娘をエイズで亡くした婦人は立ち上がって大きな声で訴えた。「娘は年が離れた男性と結婚した。結婚前にエイズの検査をお願いしたが、受け入れられないまま結婚し、夫にエイズを移され三年後に亡くなった。男性がエイズの検査をしてくれていたら娘の命が奪われることはなかった」。

女性たちは、こんな例はほかにもある。男性は結婚前に検査すべきだと大声を上げた。「イマム」は、女性たちの声を制して立ち上がった。「コーランは、貞潔を教えている。すべてのイスラム教徒は貞潔を守っているので、結婚前のエイズの検査は必要ない」と言い切った。女性たちはますます大きな声を上げて抵抗した。「貞潔を守っているなんてうそだ。商品の仕入れで海外まで旅をして、男性は何をしているか分からない！」「そうだ！　そうだ！」。貞潔という言葉を「イマム」は繰り返したが、むなしく聞こえるだけだった。女性たちは、恐れず言いたいことを言う。誰かの意見に賛同するのではなく、一人ひとりが自分の言葉で表現し、言いたいことを人前で堂々と訴える。相手が「イマム」というイスラム教の指導者に対しても自分の意見を堂々と述べるイスラム教徒の女性たちの勇気と信念を称賛した。私は、彼女たちと啓発教育を続けながら、イスラム教徒の女性たちと仲良くなり、彼女たちの家にしばしば遊びに行く仲になった。

私は、イスラム教徒の通過儀礼として行われていた「女子割礼」（クリトリスや小陰唇など女性性器の一部を切除する）について知りたいと思っていたが、以前に「女子割礼」を口にした時、「外国人にとやかく言われたくない」と一蹴されて以来タブーであると思い、長い間口を封じてきた。

ある日、私は彼女たちとの雑談中のどさくさに紛れてさらりと「女子割礼」のことを口にしてみた。「マダムは、そのことを知りたいのね」とあっけらかんとしていた。彼女たちは十歳頃に受けた「女子割礼」のこと、性生活のこと、出産のことなど、笑いながら話した。周りの女性たちも笑いながら自分のことを話した。彼女たちが、あまりにもあけすけなので、私は力が抜けた。彼女たちには私が考えていたような悲壮感はなく、「割礼を受けたので、これで結婚できる」という喜びが大きかったという。

私が今まで読んだ「女子割礼」に関する本は、欧米の女性研究者が書いたもので、女性への人権無視を糾弾していた。文化人類学者らの視点も同様であった。幸い、現在は中央アフリカ共和国では「女子割礼」は禁止されているし、行われていないが、通過儀礼として形式的な儀式、つまり女性性器に刃物を当てる儀式が行われていると彼女たちから聞いた。

欧米の研究者たちの中には、部族にとっては通過儀礼が大きな意味を持つということを理解していないように思う。男子の割礼（包茎の手術）はアフリカだけでなくユダヤ民族においては重要な儀礼である。私は、女性に身体的苦痛を与える「女子割礼」が禁止されたことはうれしい。しかし、世界では「女子割礼」が行われている国がまだある。

「娘が子どもを連れて出戻ってきたの。若い娘が愛は終わったと言っているのよ」と笑いながら話す。離婚も珍しくなく自由奔放に生きている。むしろ、日本の女性たちよりも自由に生きているように思う。頭を覆っている女性たちのベール姿が、なんとなく女性が抑圧されているという印象を私たちに与えるのかもしれない。イスラム教徒と友達になってから、私はイスラム教徒の女性、キリスト教徒の女性と区別することはしなくなり、みんなアフリカの女性たちである。

まぁ、アフリカの女性たちは、元気だ。よくしゃべり、よく笑い、よく働き、踊り出す。女性たちがいるところに笑いがあり、笑いがあふれるところに幸せがある。

13　内戦下の生活

「ミサイルで破壊された家の前で料理をしているのでびっくりした」。戦争の映像を見た友人からのメールだ。

私は、中央アフリカ共和国で内戦を数回経験した。「バン　バン」、銃声がしているのに若い女性は庭先で洗濯をしている。婦人たちは市場に買い物に行っているのを見て「危ない！　すぐ家の中に避難して！」と思った。しかし、家の中には山と積まれた洗濯物、お腹をすかして泣く子どもたちがいる。働けなくなった高齢の親がいる。雨の日も、灼熱の太陽が照りつける日も、弾丸が飛び交う中でも食事を準備せねばならない。女性にとって日常生活は、戦いよりも優先するのだ。私が遭遇した中央アフリカ共和国の内戦では、子どもや女性たちは、戦いの標的にはなっていなかった。それは地上戦だったから可能であった。ミサイルが飛んでくる戦争では、女性も子どもも容赦しないのだ。

私は、中央アフリカ共和国で過去二回、内戦のために緊急国外退避をした。前後をフランス軍の装甲車に挟まれたトラックに乗って軍事基地に移動した。周りでは銃声が響いていたが、トラックの左右にフランスの外人部隊が銃を構え、私たちを守りながら軍事基地に着いた。そこには、すでに大勢の外国人が退避していた。受付で名前を登録し、一人ずつ大きな箱をもらった。食べ物だった。缶入りスパゲティ、イワシの缶詰、パウンドケーキ、チョコレートなどが入っていた。床に腰を降ろし、固形燃料でスパゲティを温めた。二日ぶりに落ち着いて食事をとった。シャワー室が女性に解放された。五つのシャワーが薄い板で仕切られているがドアはない。素っ裸になってシャワーの順番を待つ。前の人が出ると同時にすぐシャワーの下に進む。数秒の無駄もできないのだ。一人六十秒程度のシャワー時間だった。早く次の人に交代しようと必死で体を洗った。その時は羞恥心《しゅうちしん》も水シャワーの冷たさも感じなかった。シャワーを浴びれるだけで幸せだった。女性は優遇されていた。

夜、男性はダンボールを床に敷いて寝た。女性は細い簡易ベッドが与えられた。銃声が聞こえていたが、安心して眠りについた。二日後にフランスの特別機が到着し、パリに向けて飛び立った。

あれから約二十年後、数日間銃声が鳴りやまず、ＰＫＯの防弾車が宿舎に迎えに来て避難所に移送された。ＰＫＯの事務所が避難所となっていた。狭い敷地内にすでに二百人余りの外国人が避難していた。食べ物が無かった。スープの粉が段ボールに山積みになっていたが、器もお湯も無かった。夜は床に段ボールを敷いて寝たが、すし詰め状態で寝返りもままならなかった。迫撃砲の爆音がするたびに、ＰＫＯ兵士が「ここは安全です！」と叫ぶ。しかし、ここには食べ物が無かった。私は持参したバナナ二本に感謝した。この時、銃弾より、飢えが怖いと思った。次々に名前が呼ばれ、名前を呼ばれた人たちは、車に乗せられ宿舎を出て行った。うらやましかった。翌日、私たち日本人二人の名前が呼ばれたときはうれしかった。私たちは国連の車でホテルに移された。そこには三百人以上の人たちが、立ったまま自分の名前が呼ばれるのを待っていた。装甲車の中に次々に人が乗り込んだ。鉄の塊のような装甲車の中は空洞のようだ。二、三十人が装甲車の中に消えた。私たちは、ＰＫＯの防弾車で飛行場に行き、国連機でカメルーンのドワラに行くと告げられた。ドワラの空港では在カメルーンの日本大使館員の出迎えを受け、感謝した。

私たちの救出のために、日本政府がフランス軍とＰＫＯ軍に働きかけたので優遇されたことを日本大使館員から聞いた。避難していた外国人で欧米の国籍を持つ人たちが優先された。中には、東南アジアや中南米の人たちもいたが、彼らは私たちが呼ばれた後も残っていた。国の経済力による命の選別が行われていると感じた。夜、カメルーンのレストランで食事をとりながら、ＰＫＯの避難所に残った人たちは食事にありついただろうかと、やっと他人のことを思いやる気持ちの余裕がでてきた。人は危機に遭遇すると自分のことで精いっぱいになる経験は、苦い経験として私の心に残っている。

過去の世界大戦では、犠牲になった兵士や住民たちの多くは餓死や飢えにより病気を併発し病死した。戦争で日常が失われると、人はまず、食の問題に直面する。昨日まで三食とれることが当たり前であった。しかし、一発の銃声で日常生活が奪い取られる。今日は食べられるかどうか分からなくなる。寝る場所も失う。アフリカでは、内戦後に多くのエイズ患者さんが亡くなった。彼らは、避難先にエイズの薬がなく治療を中断し、さらに食べ物が足りず栄養不足で体力を落とし、感染症などの合併症で亡くなった。

アフリカの人は言う、「家族で夕食の食卓を囲む時がいちばん幸せです」。幸せは日常生活の中にあるが、私たちにとっては当たり前すぎて、それを幸せだとは気づいていない。日常生活を大切にすること、守ることが平和を守ることだ。

内戦のため自宅待機が一週間も続き、備蓄していた食糧が少なくなった。突然、職員が訪ねてきた。

「パン屋が仕事を始めました」。彼は焼き立てのフランスパンを差し入れしてくれた。私は、この時の感激を決して忘れない。久しぶりに食べるフランスパンは、毎日の朝食を思い出した。朝食後にあわただしく職場に出かけた日常は幸せだった。

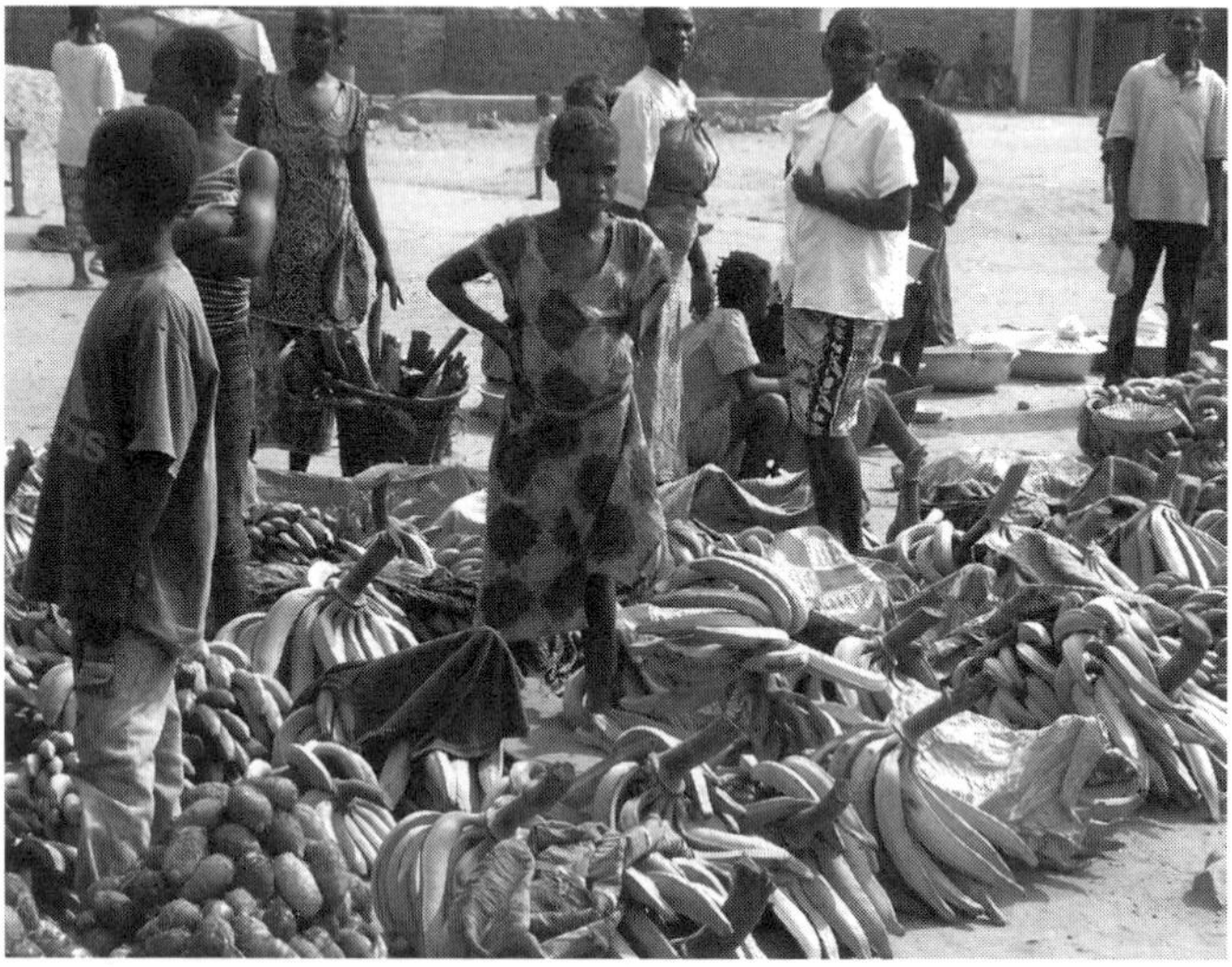

14　人生の続き

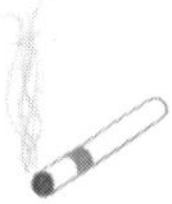

私は後期高齢者になった。私は年齢を重ねることをむしろうれしく思っている。アフリカの活動を振り返ると、アフリカでは多くの若者がエイズで亡くなった。また、日本やヨーロッパからアフリカに仕事で来ていた人たちが事故で亡くなった。私自身もアフリカで過ごした日々は、マラリアで死に目にあったこと、内戦で命の危機を感じ、フランス軍に救出されて国外へ脱出したことなどを思い出すが、高齢になるまでアフリカで活動を続けられたことは本当に幸運であったと感謝している。

私は、アフリカで知人や同僚を交通事故や事件で失った。彼らは働き盛りの若者で、アフリカで活躍していた人たちだった。彼らは「死」に最も無縁な人たちだと思っていたが、死は突然やってきた。

コンゴ民主共和国で出会ったローザは、スペイン人のシスターで私と同じ年齢だった。三十三歳の時に交通事故で亡くなった。ローザは天真らんまんで活発なシスターだった。「私はアフリカに行きたいと希望して、願いがかなったの。アフリカの人たちの明るさが私は大好きだわ」と言った。ローザはヘビースモーカーだった。脚を組んで物憂げに煙草を吸う彼女の姿は格好良かったが、シスターがタバコを吸う姿にビックリした。彼女は私の思いを察したかのように、「パパが、毎月スペインからタバコを送ってくれるの。パパは、修道会にタバコ代を払ってもらうのを遠慮しているの」と言って笑った。

ローザは、数人の友達と地方に出かけて事故に遭った。彼女の両親は、娘の遺体の引き取りを望んだ。私たちは、飛行場でローザが入った棺が飛行機に乗せられるのを機体の下で見守った。棺が機内に消えた時、皆で泣いた。スペインに向けて飛び立った飛行機が見えなくなるまで皆で手を振り続けた。

あれから四十年の歳月が流れた。ローザが事故に遭わなかったら、今もアフリカの人々のために走り回っていただろう。老シスターとなったローザに会ってみたかった。

五十年ほど前のコンゴ民主共和国での思い出である。交通事故で亡くなった日本人の若い青年の葬儀がカトリック教会で行われた。私たち日本人は、青年の突然の死にぼう然としていた。儀式はフランス語で執り行われたが何も分からなかった。最後に二人の若いシスターが「蛍の光」をフランス語で歌った。澄み切った歌声は、切なく悲しく涙があふれた。それ以来、「蛍の光」のメロディーを聴くと、その時のことを思い出すようになった。日本企業のエリート社員として将来を嘱望され、アフリカの現場に派遣されてきた青年の無念さを思うからだ。その後も日本企業の若いエリートたちが交通事故で無念の死を遂げた。彼らは二十代後半、三十代前半の青年たちであった。彼らが存命であれば今は八十歳にさしかかる年齢である。彼らは、その後どのような人生を送っただろうかと空想しながら夜空を眺める。

中央アフリカ人のM医師は、結核のセミナーを開催するために地方に行く途中、何者かに襲われ亡くなった。彼は私たちの診療所で二年間勤務した。その後、保健省に移り一年足らずで悲劇は起きた。彼は三十代後半でバイタリティーあふれる医師で、結核対策を地方で充実させるために精力的に地方へ出向き、看護師の研修を行っていた。

M医師は、JICA（日本国際協力機構）の三カ月研修で日本に来た。研修中に沖縄の竹富島に行って、海辺を散策する牛車に乗った時のことが忘れられなかったようだ。「タケトミは美しかった。見渡す限り青い海が広がり、海と空が一体化した景色は絵のようだった。もう一日タケトミにいたいとお願いしたが聞き入れてもらえなかった！」。彼は時々、「マダム、また、タケトミに行きたい」と言っていた。「私もタケトミに行ったことがないので、一緒に行きたいね」。私たちはこんな話をした。

私は帰国中に、研修中のM医師に会いに行った。日本の食事が合わないのでは、と心配した。「食堂で一番安い定食を一日二回食べています。問題ありません。節約すればお金がたまります」と銀行カードを見せた。JICA（日本国際協力機構）から毎月の食費が銀行カードに振り込まれるらしい。彼の希望でスパゲティを食べた。「明日は絶食してもいいように、たくさん食べてね」。彼は笑っていた。研修を終えて帰国したM医師を飛行場で出迎えた。彼は、コピー機の入った大きなダンボール箱を持って笑顔で姿を見せた。彼はその後、自宅でコピー屋を始めた。

M医師が亡くなって二十年。彼が事件に巻き込まれなかったら、優秀な医師だったので政府の役職についていたことは間違いないだろう。保健大臣になっていたかもしれない。

亡くなった友人や知人たちを、もし彼らが事故や事件に遭わなかったらと仮定するのは、むなしいことである。彼らは若くして、突然私の前から消えてしまった。私は、彼ら亡きあとも自分の人生を一生懸命生きて高齢になった。彼らはその後、どのような人生を送っただろうかと思いめぐらすことが、私なりの彼らへの追悼の祈りである。

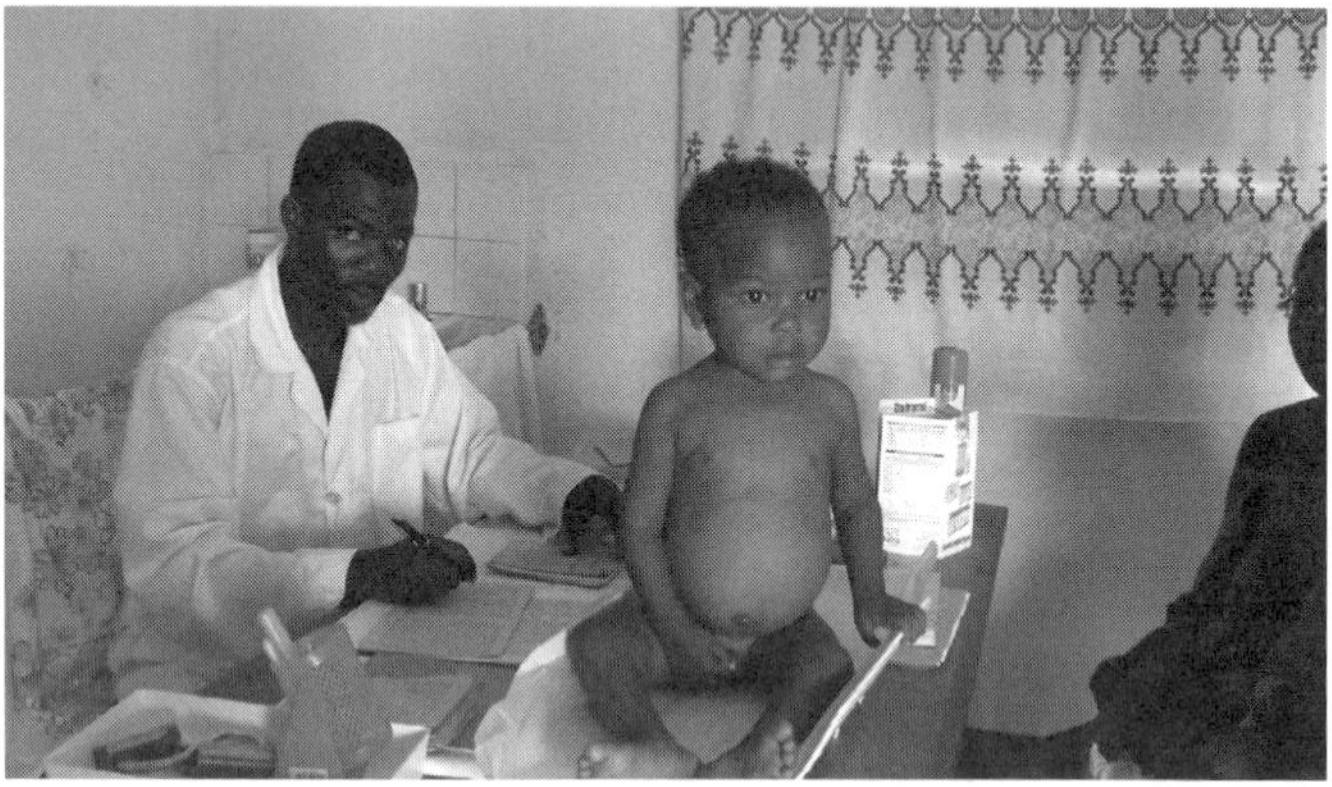

15 曲芸

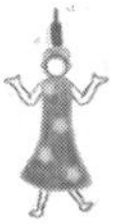

持病の腰痛が悪化して整形外科に通うことになった。外来は高齢者であふれている。杖をついている人、シルバーカーを押している人たちがいる。私も予備軍だと、ちょっと不安になる。

わが身に降りかかった病に慌てて、専門医が一般向けに書いた本を買った。そこで分かったのは、長年にわたって私の体の使い方が悪かったのが原因の一つだということだ。最近は、猫背をしばしば注意された。私は、アフリカの人々のピンと伸びた背中を思い出した。

アフリカの私たちの診療所には、足腰の痛みで診察に訪れる人は少ない。私は、足腰の問題は加齢による変化に起因すると思っていた。アフリカにも高齢者は多いが、彼らには足腰の問題は少ない。私は、大きなタライを頭に乗せて果物や野菜を売り歩く女性たちのことを思い浮かべた。彼女たちは背筋がピンと伸び、頭はその背筋の上にきちんと乗っている。私は、本を見ながら正しい歩き方の練習を始めた。

私は若い頃、アフリカの女性たちが頭に物を載せて運ぶ姿に憧れ練習をしたことがある。私には曲芸だった。友人たちは「目線を上に向けて」「背筋を伸ばせ」などうるさいほど教えてくれたが、バランス感覚のコツを覚える前に練習を諦めてしまった。

アフリカのお母さんは、子どもが三歳くらいになると水くみ場で子どもの頭の上に水の入った鍋やボールを乗せる。子どもは、片手を鍋に添えながらノロノロ歩くが、家に着くころは鍋の水はこぼれて、子どもは顔もシャツも水びたしになり、泣きべそをかいている。「がんばれ!」と声をかけると、子どもは泣きだしそうだ。「みんなこうして覚えたのだからね」。周りの人たちは笑っている。

母親は、こうして子どもたちに頭で物を運ぶ訓練をさせる。いつの間にか子どもたちは、手を添えなくても自然に頭の上の鍋の水がこぼれないようにそのコツを体得していく。五歳になれば、大きなホウロウのお盆にバナナやマンゴーを載せて売り歩くようになる。

毎朝、大きなタライに果物、野菜、穀物などを満載して、市場に行く女性たちの列を見かける。採れたての新鮮な野菜や果物を満載し、背中に子ども背負い、朝日を受けて彼女たちは速足で市場に向かう。私にとってアフリカを象徴する光景である。半世紀前に私が初めてアフリカに着いた時、感動した光景が今も生活の中にある。


アフリカの運搬の問題は、人の頭が解決していると言われる。果たして頭は何キロの荷物を運ぶことができるのか。二十リットルの水入りのポリ缶を、女性たちは容易に運ぶ。粉をつく木臼と杵《きね》を売り歩く青年は、臼を二個重ねて頭に載せているので三十キロ以上はあるだろう。臼売りの青年は一日中街中を売り歩く。

「早く誰か臼を買って彼の頭を楽にしてほしい！」と私が同情すると、「大丈夫だよ。彼らは慣れているから」と運転手のパスカルは同情のかけらもない。

断水の時は、給食センターはパニックになる。子どもたちが給食を食べに来る。周りにいる婦人たち七、八人を集めて自家掘りの井戸を持っている家庭に水を貰いに行く。タライ、大鍋、ポリ缶などに水を入れて運んでくる婦人たちの行列は圧巻で、婦人たちの頭が問題を解決してくれる。

キリスト教のクリスマスや復活祭のお祝い日には、農作物の奉納が行われる。ご婦人たちが大きなタライに農作物を満載し、踊りながら奉納を行う。キャッサバの粉、大豆、ピーナツ、野菜、干し魚、ヤシ油、生きた鶏やヤギなどの奉納が延々と続く。キャッサバ粉を山のように盛ったタライを頭に載せて踊りながら婦人たちが私の横を通る。バランスを崩せば、粉が私を直撃し、私は全身粉だらけになるはずだ。「怖い、私は粉を被りそうだ！」と騒ぐと、「マダム、絶対こぼれることはないから安心して！」。周りの婦人たちが大笑いをする。頭に食糧を満載し、手をたたき、歌いながら前に三歩進み、一歩下がりながら行列は大歓声の中で延々と続く。ミサは奉納で最高潮を迎える。この興奮をもう一度体験してみたいと思う。奉納品は、ミサ後に貧しい人々に分配される。

私は、職員の親睦会があるとワクワクする。余興に頭をひねる。頭に載せた物を落としてやろうと苦心する。空のビール瓶を立てたまま踊る。これは難しいはずだ。頭に物を載せる時は、布で丸いドーナツを作って安定させ、その上にタライを載せるが、それでもバランスを維持するのは難しい。まして細長いビール瓶は曲芸並みだ。私の作戦勝ちだとほくそ笑む。余興の優勝者の景品は日本から持ってきた有名ブランドのナップサックで豪華だ。職員は闘志を燃やす。女性陣は恥ずかしがって中央に進み出ない。男性たちはわれ先にと出てきて戦う気満々だ。五、六名で競技は始まった。ビール瓶は落ちない。「もっと激しく踊れ、もっと激しく!」と外野席がまくしたてる。選手たちは笑いながら手足をバタバタさせ、激しく踊るがビール瓶は落ちない。首から上と下は完全に分離している。とうとうビール瓶は落ちなかった。拍手による判定に決まった。最も拍手喝采《かっさい》を浴びたのはベルトランだった。彼は、ナップサックを射止め、ナップサックを掲げて踊りながら喜びを爆発させた。

復活祭のお祝いに女子修道院に招待された。次々に踊りが繰り出す。アフリカのシスターたち五人が頭に鍋を載せて踊りながら出てきた。頭に鍋を載せたまま、歌いながら床にうつ伏せになった。顔は正面を向き、鍋は頭の上に留まっている。それから立ち上がり、また踊り出す。これはウルトラ級の曲芸だ。私はシスターたちの踊りに圧倒され、「信じられない!」を連発した。

頭に大きな荷物を載せ、背中に子どもを背負い、編み物をしながら歩いている若いお母さん。ノートを頭に載せて下校する子ども。バナナを数本頭に載せて歩く老婆。

これがアフリカだ！

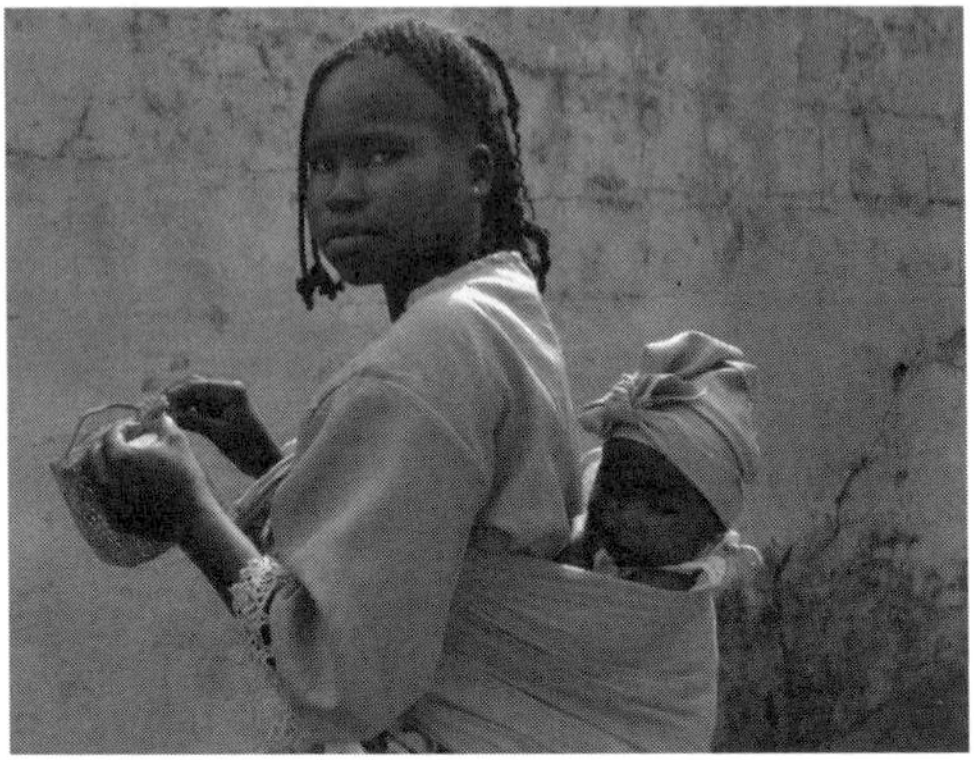

16 フランスパン

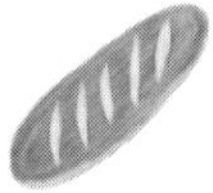

押し入れの中に四十五リットル入りのビニール製のゴミ袋がたくさん残っていた。アフリカに持っていくために買いだめをしていた。アフリカでは日本のゴミ袋は、パンを買う時に重宝する。パン工場に行くと、販売員の青年が「袋は？」と手を差し出す。四十五リットル入りの袋を渡しながら「バゲット（フランスパン）二十本」を注文する。四十五リットルの袋は、フランスパンを入れると長いパンがすっぽり袋に入るので清潔に持ち運びができる。「焼きたてのパンを取ってきます」。顔見知りの青年は、いつも焼きたてのパンを売ってくれる。やがて青年は、サンタクロースのようにパンを背負って工場から出てくる。まずは、運転手のパスカルに焼き立てのパンを一本プレゼント。彼は、よだれが垂れそうな笑顔をする。みんなフランスパンが大好きだ。

パンは袋に入れたまま冷凍庫に保存。朝、パン一本を冷凍庫から出し、短く切ってフライパンで温めると、焼き立てのパンのようにおいしい。インスタントコーヒーとパンにマーガリンとクリームチーズを挟んで食べる。これが朝食だ。マンゴーかパパイアがあれば豪華な朝食になる。

街の市場には、フランスパンを売るコーナーがあり、十数名のパン売り青年たちが、客を呼び込む。パンは一本五十フラン（約十円）、この価格は政府の補助があるので安いが、クロワッサン、太めの長いパン、丸いパンなど種々のパンは高価である。パンに、マーガリン、オイルサーディン（イワシの缶詰）、アボカドなどが入っているサンドイッチは高級食だ。街中には、フランスパンを売り歩く青年が右往左往している。彼らは、フランスパンを立てて入れた段ボールを頭上に乗せて売り歩く。地方に行く車にはフランスパンが山ほど積まれている。地方の大きな街にはパン屋さんがある。そこから、パンは村々に運ばれる。パンは国民食である。

フランス人は、植民地にフランスパンとフランス語を残したと言われる。

ウバンギ川の対岸は、コンゴ民主共和国でベルギーの植民地だった。コンゴ民主共和国では、フランスパンと呼ばれるバゲットはなく、食パンである。中央アフリカ共和国では食パンを見ることはほとんどない。植民地には宗主国の食文化・言語文化がそのまま残っている。
フランスパンをアフリカの植民地に普及させるために、住民にパンを無料で配り続けたという話を聞いた。今やフランスパンは、食文化の一翼を担っている。

私もいつの間にか、フランスパンのおいしさに魅了されてしまった。おなかがすいているときは、そのまま一本食べてしまう。暑い国ではパンの塩味がちょうどよく、おいしくてやめられない。いつも空腹を満たしてくれる。しかし、私は、栄養失調児センター（センター）で、毎日フランスパンと戦ってきた。センターにやってくる子どもたちは、パンをかじっている。パンは火を通さずすぐ食べられるので貧しい人にとって最も安価で便利な食べ物である。パンは路地裏ででも売られており、どこででも手に入る。母親は、子どもがおなかをすかしてぐずると、すぐパン片を子どもの手に握らせる。一日中パン片をかじっている子どももいる。治療食の高カロリーのおかゆ（大豆の粉、ピーナツの粉、ミルク、米など）を与えてもなかなか食べない。パンでおなかいっぱいになっている。パンをかじっている子どもの母親を注意すると、すぐパン片を子どもから取り上げる。子どもは泣きだす。栄養失調児は泣き方も弱々しくめそめそ泣くので私もせつない。

栄養失調児の多くが低蛋白血症（クワシオコール）である。彼らは全身がむくみ、一見太って見えるが、活気がなく無表情でぼんやりしている。多くの母親は、子どもは太っておとなしい子だと思っていたという。子どもは治療食を食べ始めると少しずつむくみがとれてくる。むくみがとれて体重が増えてくると、笑ったり嫌がったり感情が出てくる。挨拶も握手もできるようになり、おしゃべりを始める。治療を始めて三カ月たつと周りの子どもとケンカを始め、ボールをけって遊ぶようになるとセンターを卒業していく。しかし、センターには、二回も三回も低蛋白血症を繰り返し再登録される子どもが二割もいる。五歳過ぎるまで安心はできない。

最寄りの駅を降りると目の前に大きなパン屋さんがある。時々店に入る。高いなぁと思いながらも、いつもフランスパンを買ってしまう。フランスパンを食べるとアフリカの栄養失調児がパン片をかじっていたのを思い出す。今も母親たちは子どもにパン片をかじらせているだろうなぁと思う。母親たちは、それしか方法がないと思っている。私も彼女たちと同じ立場に置かれたら、わが子にパン片をかじらせるだろうと思う。

今、日本で冷静にアフリカの栄養失調児問題を考えると、母親たちの「貧困」をどうにかできなかっただろうかと思う。集まってくる母子を相手に栄養食を食べさせることしかできなかったが、母親たちと個別に関わり、なぜ貧困になったかについて話し合えば貧困から脱却できる何らかの方法を見つけることができたかもしれない。私は母親たちが持っている能力を知る努力をしなかったと反省している。

診療所内で未就学児の学校を始めた。まず勉強を始める前に、ミルクとドーナツを食べる。十二時に授業が終わると昼食だ。フランスパンにマーガリンをたっぷり塗り、オイルサーディンを二匹ずつ入れたサンドイッチの日が週三回ある。児童たちは大喜びだ。サンドイッチにかぶりつき、夢中で食べる。教室内は沈黙する。まるで、早く食べないと隣の子から取られるとでも思っているようだ。校長先生が、「ゆっくり食べなさい！」と叫んでいる。みんな、フランスパンが大好きだ。

勉強の後は昼食が待っているので、児童たちは勉強に集中し、成績はどんどん伸びた。しかし、一年後、学校は内戦のために閉鎖せざるを得なかった。

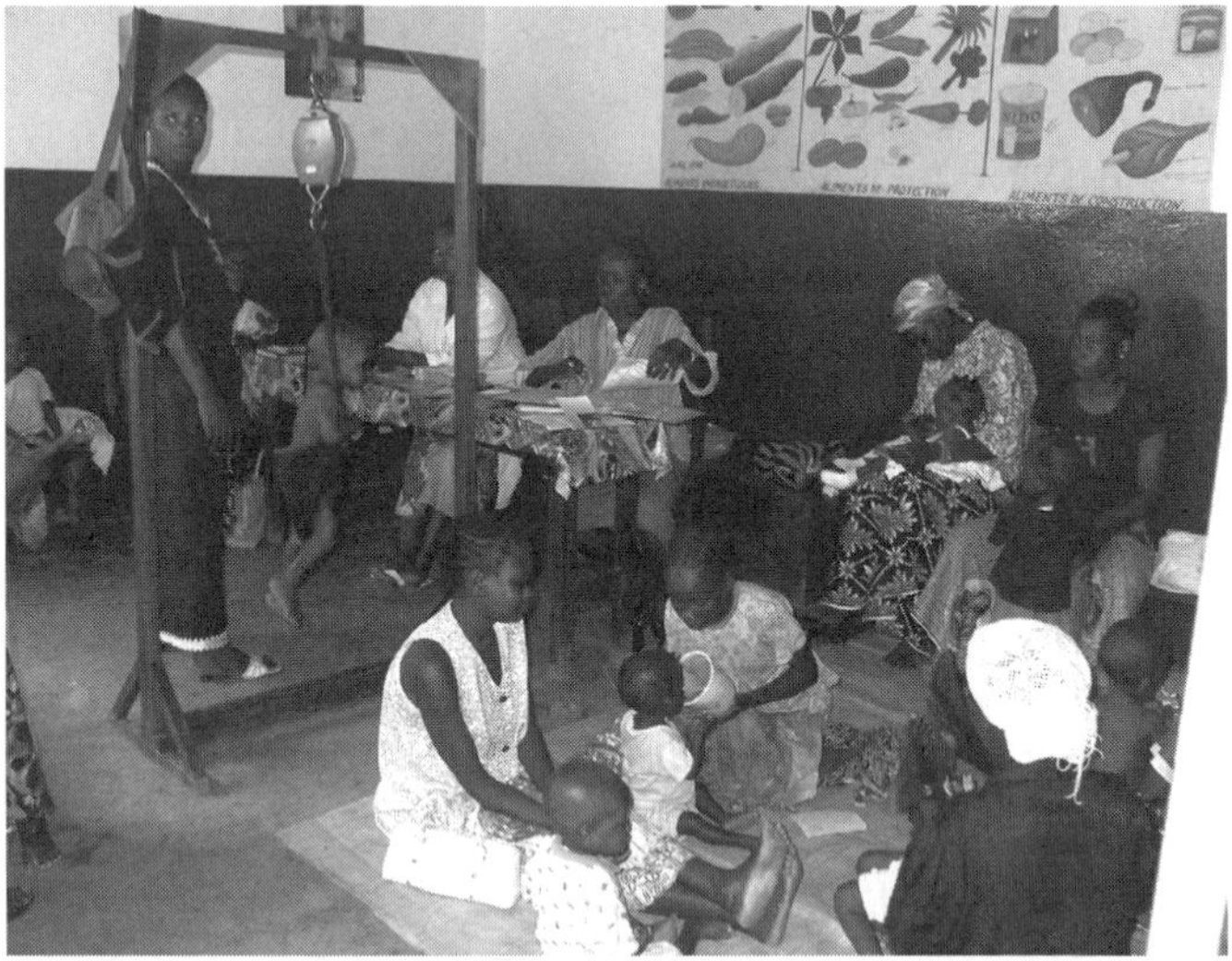

17　みんなの広場

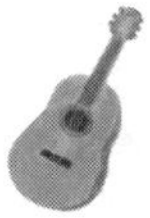

アフリカの診療所には、病人や家族だけではなく、大人、子ども、いろいろな人が集まってくる。いわば、診療所は「みんなの広場」だ。

男の子

五、六歳の男の子は、ダウン症だ。言葉はほとんどしゃべらない。誰も彼の名前を知らない。彼に名前を聞いても教えてくれない。周りの者は、愛情をこめて彼を「プチ」（かわいい人という意味）と呼ぶが反応はなく、いつも笑顔で幸せそうである。

事務所のパソコンは、使わない時はスヌーピーが動き出す。彼はこの動画を見るのが大好きだった。パソコンの前に来て、「ウーウー」とスヌーピーを指さして喜んだ。彼が事務所に来ると、事務員のレジンは、パソコンを使っていても止めて、スヌーピーが動き出すのを見せた。同じ映像が繰り返されるが、彼は飽きもせず、ずうっと眺めている。レジンは、彼が立ち去るまでじっと待っていた。私が彼にあめを差し出しても眼中にはなかった。彼は何よりもスヌーピーが大好きだ。

彼は二年ほど時々通ってきたが、来なくなった。「プチは病気かなぁ？」「村に行ったのかなぁ？」。みんな彼のことが気になった。彼がどこに住んでいるのか誰も知らない。診療所に通ってくる患者さんたちも「最近、プチを見ないね」と言う。みんなが彼のことを気にかけていたのだ。いつも笑顔のプチは、患者さんたちの慰めになっていたようだ。レジンが、「プチは、どうしているかな？」と時々寂しそうにつぶやいている。

エベリン

みんなが「エベリン」と呼んでいた。彼女は知的障がいと身体障がいがあった。彼女は小太りで、大柄な若い女性だった。「エベリン」と呼ぶとよだれを垂らしながら「ウーウー」と喜んだ。彼女は毎朝、足を引きずりながら豊満な乳房を揺らせて給食センターにやってきた。彼女が座るのは建物の壁に面した場所と決まっていた。給食ができあがると、誰かがエベリンが持ってきた器を取りに行き、賄い婦に渡す。賄い婦は、まずエベリンの器に給食をたっぷり入れてから子どもたちに配りはじめる。「エベリン、危ない！」。彼女がかまどに近づいた時、周りの者が駆け寄って彼女を引き戻した。彼女は火を見て飛び込んだことがあるそうだ。彼女の片方の手はケロイドでひきつり、肘関節はL字に曲がったままだ。周りの人たちは彼女がテンカン持ちであることを周知していて見守っていたのだ。

ギターを演奏する青年が診療所に来た。青年がギターの演奏で歌い始めると、エベリンが突然立ち上がって、みんなの輪の中に入って踊り出した。みんな大喜びでエベリンと踊った。エベリンは、よだれを垂らしながら「ウーウー」と声を出して、とっても楽しそうだった。

私たちは、エベリンは音楽が好きなことを知った。それ以来、給食を待つ間、時々みんなで歌って踊った。エベリンは、いつも踊りの輪の中にいた。

エベリンは、二年余り毎日給食センターに通って来たが、ある日来なかった。「エベリンはどうしたのかなぁ?」「エベリンは病気かなぁ?」。みんなが心配した。数日後にエベリンが亡くなったと聞いた。病名は分からなかった。わずか二十年余りの短い人生だった。みんなでエベリンの死を悲しんだ。彼女は、給食センターに通ってくる仲間たちから支えられて幸せだったと思う。

エベリンはいつもよだれを垂らしていたので、上着が汚れていた。彼女は、自分の生理の手当てもできず、その度にショーツを汚していた。いつも、誰か気がついた人が着替えさせていた。彼女のことを「臭い」「汚い」などと言う人は誰もいなかった。「エベリン、すてきな洋服ね！」。彼女は恥ずかしそうに顔を覆いながら喜んだ。

いつもいるべき場所にいるべき人がいなくなった寂しさを、みんなが感じていた。給食センターの片隅に、「エベリンの服」と書かれた段ボールの箱があった。シスターが準備していた彼女の衣類だった。

ジジ

彼のことをみんなが「ジジ」と呼んだ。彼はいつもニコニコしている。「ジジ」と呼びかけると、ニタリと笑って「ウン」と言うだけだ。彼はいつもきちんと折り目の付いたパンタロンを履き、Tシャツを着てゴムゾウリ姿で診療所に来る。診療所の広場にいたかと思えばどこかに行ってしまい、またやってくる。特に給食を食べるわけでもなく、子どもたちが騒いでいるのをニコニコしながら眺めている。私は小学生の頃、校長先生が運動場の片隅で私たちが遊んでいるのを見守っていたのをジジの姿に重ねた。ジジの姿を見ないと、「今日は、ジジは来たのかな」と、なんとなく気になる。ジジは私と共に年齢を重ねてきた。彼は優に五十歳を過ぎただろう。目じりにしわが増えてきた。今日もジジは診療所に来て広場の賑わいを見てニコニコしているだろう。

ジャンとポレット

十代の兄妹ジャンとポレットは、頭が小さく知的障がいと跛行《はこう》がある。彼らは優しい眼をして、みんなを見つめる。彼らは私に話しかけてくるが、発音が不明瞭で、いつも周りの者が通訳をしてくれる。「洋服が欲しい」「靴が欲しい」などのお願いごとがほとんどだ。彼らは毎日診療所に来て給食を食べる。クリスマスや復活祭のパーティーには、子どもたちを整列させ、配食やプレゼントを配るのを手伝う。踊りの時間は、子どもたちに踊りを教える。面倒見の良いお兄ちゃん、お姉ちゃんだ。

盲人ミッシェル

ミッシェルは、小学生の娘リタの棒に引かれて給食センターに来る。「ミッシェル、今日はチキンの煮込みですよ」「マダム、チキンの匂いがしています」。リタが学校に行くときは弟オリビエがお父さんを引いてやってくる。短い棒の先端を子どもが引き、父親はその棒の後方をつかんで二人整列してやってくる。

診療所の「みんなの広場」には、今日もみんなが集まっている。体が不自由な人、言葉で表現できない人、いろいろな人がいるが、「障がい者」という言葉はない。今日も「みんなの広場」から歓喜の声が聞こえる。

18　ルイーズの人生

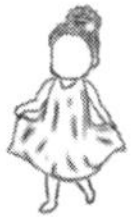

ルイーズは、毎日お母さんに連れられて栄養失調児センターに通って来た。ルイーズは五歳で身長は平均並みだったが、すごく痩せていた。母親が何か言うと、両手両足をバタバタさせてぐずった。私たちは、彼女の気持ちが理解できず、ルイーズは知的障がい児だと思った。

当時、部族による内乱が頻発していた。突然銃声がする。診療所や栄養失調児センターに来ていた人たちは、雲の子を散らすように逃げだした。こんな日が時々あった。当時、日本大使館があった。大使館から治安の悪化が懸念されるので安全を期して、一時的に帰国してほしいと言われた。私は帰国した。帰国して一週間後内乱が激しくなり、私たちの宿舎は略奪され、何一つ残らなかったと事務長が申し訳なさそうに電話をしてきた。

一カ月後にバンギに戻り、宿舎を訪ねると、物が盗まれたばかりではなく、水道管は切断され、床は水浸しで、便器も洗面台もなかった。生活できる状態ではない部屋を見て、略奪とは破壊であることを知り、一カ月前まで生活していたアパートのサロンにぼう然と立ち尽くした。私は診療所の近くにあるセネガルの女子修道院に宿泊をお願いした。

その修道院にルイーズがいた。遊びに来ているのかと思った。シスター・ブリジットから話を聞いて心が痛んだ。私が帰国した後、内乱が激しくなった。ルイーズの母親が修道院に来て、「昨夜は銃声が鳴りやまなかったので、今晩はルイーズを預かってほしい」と言った。シスターは気軽にルイーズを預かった。翌日の夕方になっても母親が修道院に来なかったので、ルイーズの案内で自宅に行った。わらぶきの日干しれんがの小さな家の中で、母親は血を流して亡くなっていた。流れ弾に当たったようだった。

ルイーズはブリジットのそばを片時も離れず、ついてまわった。母親を失ったルイーズは、どんなに心細かったことだろうと思った。ブリジットは、地域の人々にお願いしてルイーズの親戚を探したが見つからなかった。「アフリカで親戚が誰もいないとは信じられないことだ。貧乏すれば親戚まで失うのよ」。ブリジットは怒っていた。彼女は地域の貧しい女性たちの自立支援として洋裁技術を教えていたが、ルイーズは職場にもついて行った。ブリジットは「ルイーズは知的障がいがあるからね」と言いながら、こまめに彼女の世話をしていた。ブリジットは時々ルイーズにかわいい服を縫って着せた。ルイーズは、「ミズコ、見て！」と言って照れながら新しい服を私に見せに来た。

ルイーズは、しばしば怒られていた。食べ物を盗むのがその理由だった。人数分作った肉団子が二個足りない。ルイーズが盗んで食べたらしい。食糧庫のお菓子も無くなる。ブリジットは怒鳴って、「泥棒は罪だよ。お腹がすいたら私に言いなさい！」と怒鳴っていた。ルイーズが廊下に立たされているのを何回も見たことがある。ルイーズは怒られても泣かないで黙り込んでうつむいていた。「ルイーズは理解できているのかなぁ？」ブリジットは、ため息をついていた。

ルイーズは、お母さんを亡くした頃は、いつもブリジットにお母さんのことを話していたが、修道院の生活に慣れ、新しい友達ができると話題は友達のことになった。修道院の庭でルイーズが女の子三、四人で歌ったり踊ったりして遊んでいる姿をよく見かけた。私は、彼女が新しい生活に慣れてきたことをうれしく思った。

ブリジットは、ルイーズの親戚を探し続けたが、一年以上たっても手がかりすらなかった。やせ細っていたルイーズは、だんだん太ってきて体に丸みが出てきた。よくおしゃべりをするし、よく大声で笑うようになり、個性が出てきたように思った。また、彼女は周りの人たちから言われることを理解するようになり、行動も落ち着いてきた。

「ルイーズは、知的障がい児ではないかもしれない。単なる栄養失調によって知的な発達が遅れていたのではないかなぁ?」。ブリジットが、ぼそっと言った。

十月から新学期が始まる。ブリジットは、思い切って彼女が所属する修道会が経営する小学校にルイーズを入学させた。学校の授業はすべてフランス語で行われる。小学校に入学したルイーズは新しい生活が始まった。夕方になるとブリジットがそばについて復習をさせた。どうにか授業についていっているようだった。私がフランス語で話しかけると、恥ずかしがり屋のルイーズはうつむいて、小さな声でフランス語で答える。「ルイーズはすごいね!」。私がほめると彼女はうつむいたまま喜んだ。ブリジットとルイーズの会話は、現地のサンゴ語からだんだんフランス語に変わっていった。ブリジットは教育のためルイーズをカトリックの学校に入学させたが、ルイーズの母親はプロテスタントの教会に通っていたと知り、ルイーズにカトリックの信仰を強いることは一切なかった。

七年間修道院で育ったルイーズは、カトリックの小学校を卒業した。彼女は優しい少女に育ち、学校の成績は上位だった。隣国のコンゴ共和国に叔父さんがいることが分かり、小学校卒業後に引き取られることが決まった。ルイーズは、数年前から週末はブリジットの友人宅で生活をした。友人は中央アフリカ人で彼女に一般の家庭生活を経験させることと、この国の食事に慣れさせるというブリジットの計らいだった。修道院は、セネガル人のシスターたちで食事はすべてセネガル料理だった。中央アフリカ共和国の食生活はキャッサバとヤシ油が中心であるが、セネガルは小麦が原料のクスクスでヤシ油は使わない。西アフリカのセネガルと中央アフリカ共和国では食生活がまったく異なっている。

ルイーズが栄養失調児だった時、親戚は誰も声を上げず、教育を受けて立派な少女になったとき、親戚が出てきて引き取りに来る。ブリジットは親戚が出てきたことを喜んでいた。これ以上修道院で生活させることはルイーズにとって良いことではないことは分かっていた。「アフリカでは、成功すると遠い、遠い、遠い親戚がどこからか出てくるのよ！」。ブリジットはユーモアとジェスチャーを交えて皮肉を言ったが、彼女はルイーズと別れる寂しさよりも、安心したようだった。ブリジットは、ルイーズを育てた七年間は苦労よりも彼女の将来に対する心配が大きかっただろう。頭に被った白いベールから髪の生え際に白髪が目立つようになり、彼女に老いを感じるようになった。

ルイーズが叔父さんに引き取られると同時に、ブリジットも任期を終えてセネガルの修道院に転勤になり、帰国した。ブリジットは、ルイーズの母親としての使命を終えた。

私は、ルイーズのお母さんのことを時々思い出す。栄養失調児センターにルイーズの手を引いて通って来ていた彼女の姿は印象に残っているが、あいさつ程度の関わりしかなかった。彼女が娘を一晩だけ修道院に預けるという判断はどこからきたのだろうか？　日本で言う「虫の知らせ」だったのだろうか？　母親は、「虫の知らせ」で自分自身の死は予感しなかったのか？　母親も一晩修道院に泊めてもらうように相談できなかったのだろうか？　私は、退屈な夜にどうしようもないことをあれこれと考える。

ルイーズが母との生活を続けていれば、教育を受けられたかどうか分からない。母親は、自分の命と引き換えにルイーズに新しい人生をプレゼントした。ルイーズの心にはお母さんの面影が刻まれているだろうと思うと、私は安らぎを覚える。

ルイーズとブリジットが去ってから数年後、私は会議のためにセネガルの首都ダカールに行った。いちばん会いたかったのはシスター・ブリジットだった。彼女は首都から遠く離れた故郷の街にある修道院にいた。私は彼女に電話した。「ミズコに会いに行きたいけど、体調が悪くてごめんなさいね。ダカールまで来てくれたのに残念だわ！」と彼女は何回も謝った。私は、故郷で余生を送っているブリジットのことを知り、安心した。ブリジットは、ルイーズの能力を見いだし、教育を受けさせ、その後のことは彼女の叔父さんに託して任務を終えた。

コンゴ共和国で暮らすルイーズは、シスター・ブリジットというセネガル人のお母さんが、中央アフリカ共和国で自分を育ててくれたことを生涯忘れないだろう。

ブリジットはいつも言っていた、「私は、修道女として当たり前のことをやっているだけです」。

19　宣教師たちの人生

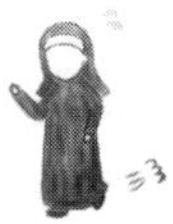

アフリカは十九世紀に分割され、イギリス、フランス、ベルギー、ポルトガルなどヨーロッパの植民地になった。キリスト教会、特にカトリックはアフリカ宣教のために多くの宣教師つまり神父、ブラザー、シスターを送り込んだ。一九六〇年代にアフリカ諸国は次々に独立を果たしたが、宣教師たちは、教育や医療などの福祉活動を行いながら宣教を続けた。

私は一九七六年から二年間、コンゴ民主共和国の奥地の診療所で活動した。そこには六十歳近いシスターたちが長い間地域住民の医療に携わっていたが、昼は診療所で働き、夜もお産で呼ばれるので、体力の限界を感じていた。そこにアフリカでの仕事を希望していた私の名前を雑誌で見つけたシスターが連絡をしてきた。という訳で二十代後半で体力に自信があった私が、シスターたちの仕事を担うことになった。シスターたちは、植民地時代（一九六〇年、ベルギーから独立）からその村で活動していた。

修道会では、シスターたちは六十歳頃になるとヨーロッパの修道院に戻るように促されるらしい。生活習慣病など健康問題が生じてもアフリカでは対応できないことを危惧するためと、もう一つは六十歳頃までに帰国しないとヨーロッパの生活に適応するのが難しいという理由だとシスターから聞いた。シスター・マリアは、「私はもうベルギー人でもなく、かといってコンゴ人でもない。私はその中間ね」と笑っていた。

私は二年間の勤務を終え、首都キンシャサの診療所で働いた。私が村を去って数年後にシスターたち三人全員はベルギーに帰国し、アフリカのシスターたちが仕事を引き継いだ。

私はベルギーの修道院にシスターたちを訪ねた。マリアは六十歳を過ぎていたが、高齢者のお世話で忙しく働いていた。マリアは休む間もなく、「マリア！」とあちこちの部屋から呼ばれ、走りまわっていた。マリアが、アフリカと同じくはつらつと働いていることがうれしかった。シスター・クリスチンは、七十歳を過ぎて帰国した。

彼女は、すでに耳が遠く、「電話番も玄関のドア係もできない」と私に言った。寂しそうだった。

十年ほど前、マリアは認知症が進行しているので、会うなら今のうちに、と同僚のシスターから連絡が来た。私はマリアに会いに、すぐにベルギーに飛んだ。私はマリアを尊敬していた。彼女は、昼寝もせずにアフリカの人たちのために誠心誠意働いていた。村人たちはマリアを大好きだった。

マリアは「ミズコ、ミズコ」と言って私の腕を離さなかったが、アフリカのことを話すと「分からない」と表情を曇らせたので、本当に私のことが分かっているかどうかと思うと悲しかった。しかし、私はマリアに会えて二、三時間を共に過ごすことができて十分満足だった。彼女は、日本のクッキーを「おいしい」と言って数枚食べたのがうれしかった。その後マリアは、認知症専門の施設に入った。

クリスチンは、九十九歳で亡くなった。アフリカから帰国して二十年余りの歳月は祈りだけの生活だった。彼女は「ベルギーに帰国しても、甥《おい》や姪《めい》たちともほとんど面識もなく、寒いし、仕事もないので、この国に残りたいなぁ！」と言っていた。アフリカの修道院は、いつも訪問者が絶えなかった。ぶらりと話をしに来る村人、困り事を相談に来る人、お金の工面をお願いに来る人、農作物を持ってくる人、ベランダにはいつもクリスチンの姿があり、その周りに村人たちがいた。村の青年が、生年月日を聞きに来ると、クリスチンは、分娩台帳をめくりながら生まれた時間まで教えていた。村の戸籍係でもあった。アフリカの村人たちにとっては、植民地時代からこの地域を知るシスターたちは「語り部」であった。

一九九三年から、私は中央アフリカ共和国で活動を始めた。私たちの宿舎はフランス人のシスター・マルタの学校の敷地内にあった。彼女は校長先生だった。マルタのアフリカ宣教五十年をみんなで祝った。「フランスの本部から再三帰国を勧められるけど帰国する気はないよ。私はフランスで何するの？」と言っていた。彼女は転倒して下肢を骨折し、すぐフランスに搬送された。二週間ほどでマルタは杖をついてアフリカに戻ってきた。びっくりする私たちに、「西洋医学では治らない！」と言い放った。私たちは唖然《あぜん》とした。もう、彼女はフランス人というよりアフリカ人以上にアフリカ人だ。

マルタは、その後も校長として千人余りの子どもたちの教育に専念していた。生徒たちが校庭で現地語で話しているのが聞こえると、「フランス語で話しなさい！」とわざわざ注意しに行った。生徒たちは、マルタを見かけるとすぐフランス語に切り替えた。彼女はフランス語に誇りを持ち、フランス語教育は厳しかった。しかし、私の下手なフランス語に対しては、言いたいことはこういうことよね、と控えめに訂正してくれた。

マルタは修道院で倒れ、翌日亡くなった。九十歳だった。彼女はアフリカの子どもたちの教育に生涯をささげ、天寿を全うした。これがシスター・マルタが望んだ人生だった。葬送の列は延々と続いた。彼女の教育を受けた生徒たちは数万人に及び、教え子や保護者たちが葬儀に駆けつけた。彼女は教会の墓地に葬られた。私は、墓地の前を通る時、「シスター・マルタ、みんなを見守ってください」と心の中で祈りながら車で通り去る。

シスター・マリアもクリスチンも本当は、アフリカに残りたかったのだと思う。マリアを訪ねてベルギーに行った時、修道院で高齢のシスターたちが生活していた。彼女たちは若い頃アフリカで活動したシスターたちだった。彼女たちは、私にアフリカの治安は安定しているか、人々の暮らしは良くなったかなどとたくさんの質問をした。シスターたちの眼は輝いていた。

ヨーロッパでは、修道者の召命が減り、アフリカに派遣されるヨーロッパ人の宣教師も減った。宣教師たちの仕事を受け継いだのが、アフリカのシスターたちだ。アフリカのシスターたちにとって活動費の捻出は厳しい。アフリカでは慈善団体からの寄付はほとんど期待できない。今、アフリカの修道会の活動を支えているのは、かつて宣教師だったシスターたちの年金らしい。彼女たちは帰国すると年金の使い方については、希望を出すことができるそうだ。アフリカ人のシスターが、「私たちの活動は、シスターAとBの年金で支えられているので、彼女たちに長生きしてもらうように皆で毎日お祈りしています」と現実的なことを言うので、私が笑い出すと、「本当よ！」と念を押した。ヨーロッパの修道院で安らかに余生を送っているだけで、アフリカの人々を支援できるのは、シスターたちにとって心の安らぎになっていると思う。

しかし、シスターたちは生涯宣教師として、シスター・マルタのように宣教の地で生涯を終えたかっただろうと思う。

20　画家ムンパシ

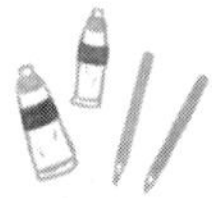

人のほぼ等身大の絵がある。白い布を体に巻き、どっしりとアフリカの大地に腰を下ろし、右手は頬杖をつき、遠くを見つめている黒人の女性が大きなキャンバスいっぱいに描かれている。私がコンゴ民主共和国を去るとき、画家ムンパシが私にプレゼントした絵である。「絵の中の女性は黒人だけど、ミズコを描きました。日本でこんなポーズをしてアフリカを想《おも》ってください」と彼は言った。絵の中の女性はもの憂げに遠くを見つめている。私はこの絵に「郷愁」と名づけた。

コンゴ民主共和国の首都キンシャサで仕事をしていた時のことである。仕事から戻ると宿舎の塀に油絵が五、六枚立てかけてあった。絵のそばにいた大柄でがっしりした体つきの青年が、「僕が描いた絵です。見てください！」と声をかけた。私は、車から降りて絵を眺めた。縦一メートルほどの長方形のキャンバスに描かれた人物画だった。10等身の女性たちが数人集まって立ち話をしている、少女が緑の玉のイヤリングをつけてほほ笑んでいる、市場の賑わいなど、どの絵も私の周りにいる人々の姿で、とても親近感があった。二枚の絵を買った。一週間後も彼は塀に五枚の絵を壁に並べて私を待っていた。私は、彼の絵を気に入っていたが、ボランティアの給料は小遣い程度で、毎週絵を買うお金はなかった。私は、当時日本企業で働いていた日本人技術者たちと交流があり、A氏に連絡を取った。彼は絵を観に来て、「俺が好きな絵だ」と三枚の絵を買った。その後、私は彼の絵を宿舎のサロンに並べた。宿舎を訪問する日本人や外国人が、絵を購入するようになった。サロンは画廊になった。

ムンパシは、小麦粉の綿の袋に油絵を描いていた。彼は描くペースが速くなった。「ムンパシ、絵が乱雑になっているよ！」と時々注意した。乱雑な絵はやっぱり売れ残った。

「スイスで個展をすることになった」。そう言ってムンパシはとても喜んでいた。彼の絵を見たスイス人が企画してくれたそうだ。「これは人生の大きなチャンスよ！」。私たちは喜んだ。「僕は、ヨーロッパに行くのも、飛行機に乗るのも初めてで緊張しています」。出発日が近づくと少し心細そうだった。私は、スイスでの成功を祈ってムンパシの旅立ちを激励した。

一週間後にムンパシが訪ねてきた時は驚いて、思わず声をあげた。「スイスでの個展は、もう終わったの？」

「スイスの飛行場で絵を全部盗まれました」。私は唖然とした。「絵の包から目を離したすきに、絵の包は消えた」と彼は肩を落とした。

「僕は、ヨーロッパには泥棒はいないと思っていました。だって、白人は、僕たち黒人を泥棒呼ばわりするので、ヨーロッパには泥棒はいないと、ずっと思っていました」

私は、彼の言葉に強い衝撃を受けた。ヨーロッパの植民地支配はアフリカの人をここまで卑屈にしたのかと。

「ムンパシ、とんでもない。ヨーロッパは、アフリカ以上にスリや泥棒が多い国よ」。私は口調を荒げたが、彼がスイスに行けば人生のチャンス到来だと喜んで、ヨーロッパの治安事情はひと言も話さなかったことを後悔した。

ムンパシは、スイスで個展ができなかったことに大きなショックを受けたが、その後も、精力的に絵を描き、私の宿舎に持ってきてサロンに絵を並べた。絵は少しずつ売れ、ムンパシの絵を好きな人たちが増えていった。

私は、ヨーロッパの民間団体との契約を終了した。ムンパシは私の帰国を残念がった。「今、家を建てています。完成したら招待しようと思っていました」。私は、数日後に建設中の彼の家を訪問した。家の外観はほぼ完成し、内装の工事中だった。私は広いアトリエに立ち、彼が絵を描く姿を想像した。

帰国数日前にムンパシが訪ねてきた。「ミズコに感謝を込めて絵をプレゼントします」

彼は大きな絵を運んできた。私がモデルという油絵を友人たちが絶賛した。この絵は、私の宝物となった。

私はコンゴ民主共和国から帰国し病院で働いた。その後、アフリカでエイズの流行が報道されるようになり、私は中央アフリカ共和国でエイズ予防・医療支援活動を始めた。その数年後にムンパシがエイズで亡くなったことを知った。当時、エイズは死の病でエイズの薬ができたのは、彼が亡くなってから数年後だった。ムンパシは有望な画家だった。私は彼の絵が好きだった。ムンパシはアフリカの女性たちの日常生活を描いた。女性たちの喜びよりも憂い漂う絵が多かった。友人は寂しい絵だと評したが、私は絵の中の女性たちに、貧しい中で秘めたるたくましさを感じた。彼が夢半ばで亡くなったことをとても残念に思った。

私は、中央アフリカ共和国で活動しながら、ムンパシの言葉をしばしば思い出した。「助けているという優越感を持ち、アフリカの人を卑屈にしていないか?」「アフリカの貧しい人々を低く見ていないか?」。私自身の良心に問いかけるきっかけとなった。

また、ムンパシの絵は決して高価ではなかった。一枚三千円ほどではなかったかと記憶している。絵の具は輸入品で高価だと思うが、彼の絵を買ってくれる人が増えても値上げはしなかった。まして、絵の値段を吹っかけるようなことは絶対にしなかった。彼は謙虚で絵を買わない人にも絵の感想を聞いてうなずいていた。絵の購入者には深々と頭を下げてお礼を言った。みんなは彼のことを、親しみを込めて「画家」と呼んだ。
私を支えてくれている人々に、感謝を忘れないこともムンパシが教えてくれた。私は一人では何もできない。アフリカの人々の協力で活動が成り立っている。相談するのも、口論するのも、喜びを分かち合うのも、冗談を言い合うのも、悩みを相談するのも何もかも私の毎日は彼らに助けられている。

コンゴ民主共和国は、一八八五年ベルギー国王の私有地、一九〇八年にベルギー領コンゴとなり、一九六〇年に独立した。七十五年間に及ぶ支配は、アフリカの人々を能力が劣った者、モラルが低い者として扱うことによって統治支配を容易にしたのではないだろうか。しかし、アフリカの人たちは、独立後も植民地時代のトラウマから解放されていないような気がする。私は、このトラウマこそが、今でもアフリカの発展を妨げているのではないかと思う。

私は、ムンパシの個展を日本で開催したいと思いA氏に相談した。当時ムンパシの絵を購入した日本人技術者たちと連絡を試みたが、すでに歳月が流れ過ぎて連絡が取れたのは一人だけでムンパシの個展は断念せざるを得なかった。しかし、その後友人が「郷愁」を気に入り、彼女の肝いりで街のイベントで展示された。多くの方に「郷愁」を観てもらい、天国のムンパシも喜んでくれたと思う。

私の手元にムンパシの絵「郷愁」と、彼の言葉が心の奥に残った。

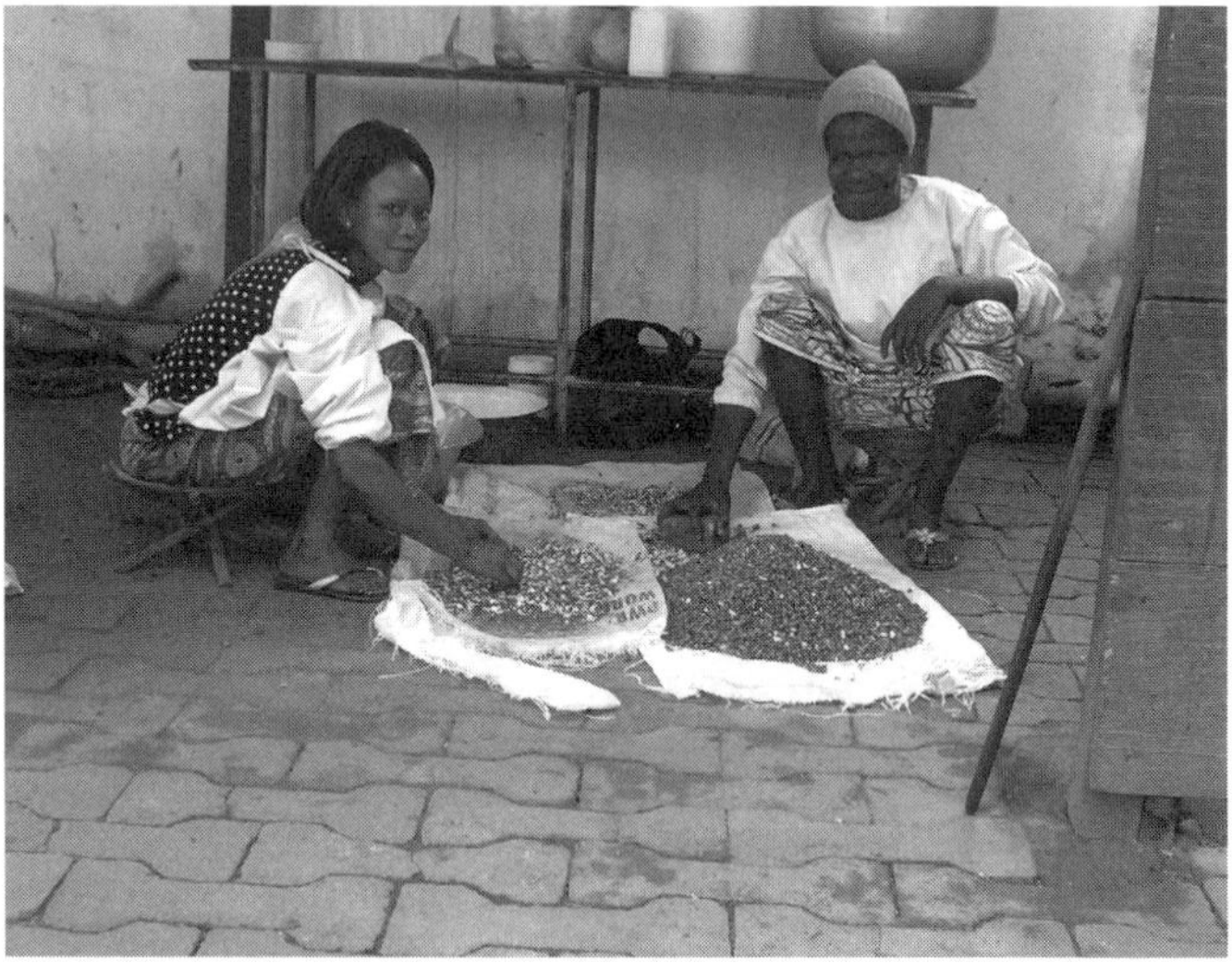

21 もっと豊かに、もっと便利に

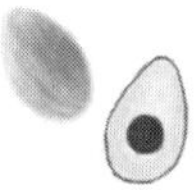

終活や断捨離という言葉が身にしみる年齢になった。私は、部屋の中を見渡しながら、処分できず積もり積もった品々の多さにため息がでる。他の人から見れば単なるゴミだろうが、「もったいない」「また、使うかもしれない」と捨てる決断がつかない。

若い頃、私はコンゴ民主共和国の奥地の診療所で働いていた。その時は、修道院で生活していた。ベルギー人のシスター二人と中米のシスターと私の四人の共同生活だった。夕方二時間ほど自家発電機を回し、夕方のお祈りと夕食を済ませる。水は、雨季中に貯水槽に貯めた水を煮沸し、ろ過して飲料水を作った。貯水槽の水が無くなると川へ水をくみに行った。夜お産で呼ばれると、石油ランプを提げて五十メートル先の産院へ行った。時間がかかるお産もあり、東の空がだんだん明るくなってくるのを見るのはうれしかった。赴任する前から電気水道が無いことは承知していたので、不自由は覚悟の上で早々に慣れた。

ほぼ半世紀たった今もその当時の生活を懐かしむのは、その生活のシンプルさである。シスターたちは、毎日修道服を着ている。私はジーンズにTシャツでスカートをはくことはほとんどなかった。女の子が私のそばに寄ってきて、小声で「ミズコは、男か女か?」と聞いた。当時、村では、女性はみんな腰巻き姿だった。「女よ!」と答えると女の子の疑問は解決したようで笑って去って行った。私もうれしかった。

シスターたちは二着の作業用の修道服といわゆる正装の修道服一着を持ち、三着がシスターたちの衣類だった。それぞれの個室には、ロッカー、机、ベッドがあった。机の上には分厚い聖書とノートとボールペン。実に殺風景な部屋だ。私の衣類は、三本のジーンズと四、五枚のTシャツ、一枚のスカートとブルゾン一着だった。

食生活は、質素だった。庭にはコーヒー畑、果樹園、菜園があり、自給自足ができた。朝食はコーヒー、パンに自家製のジャム、昼食は肉類とポテトの代わりにキャッサバの唐揚げ、時々パンの樹の大きな実の唐揚げ、ホウレンソウ、夕食は残り物でイワシの缶詰一缶を開け、イワシ一匹ずつを残っているキャッサバの唐揚げで食べた。肉は、アカ族（ピグミー）が売りに来る野豚かカモシカだった。時々、料理人のアントワーンが鶏を追いかけていたので、その日の昼食はチキン料理だと分かった。アヒルの卵が三個たまると、シスターがパウンドケーキを焼くので楽しみだった。バナナ、パパイアはいつもあった。おなかがすくと軒下にぶら下がっているバナナを取って食べた。アボカドのシーズンになると、主食までもがアボカドだった。マンゴーのシーズンになるとマンゴーの実は路上に落ちて腐っていたが、マンゴーは食事の代わりにはならなかった。

郵便物は、五十キロ離れた街に週一便のプロペラ機が来た。村の青年が、毎週自転車で郵便物を取りに行った。日本からの手紙は一カ月ほどかかった。手紙は何よりうれしかった。

新聞もラジオも無かった。二百メートルほど奥に教会があり、イタリア人の神父さんが二人おられた。教会には無線があり、朝夕二回、教会管区内で無線交信をしていた。重要な事項は神父さんが自転車で報告に来た。最も緊張したのは、一九七六年八月に発生したヤンブクのエボラ出血熱だった。意味不明の高熱で住民や宣教師たちが亡くなっているとのニュースに緊張した。ヤンブクは二百キロ余り東にある村だ。私たちは、朝夕に神父さんが持ってくる不明熱の情報を心細く聞いた。ベルギーから医師団が来て、患者の血液を採取しエボラウイルスを発見した。エボラは近くを流れる川の名前である。静かな村は大騒ぎとなり、国軍がヤンブクに通じる道を封鎖したと聞き、ほっとした。二五〇人余りの犠牲者を出したが、三カ月後には終息し、村には再び平穏でのどかな生活が戻った。

「モブツ大統領は、毎日フライドポテトを食べている。ぜいたくだ」。これが村人の不満だった。私たちは月に一回は、本物のフライドポテトを食べて大統領の気分を味わった。シスターたちが街に買い出しに行くと、必ず高級品であるジャガイモを買って来た。私たちの生活に不足していた物は小麦粉、砂糖、塩、油、トイレットペーパーなどだった。

気候は温暖で自然は豊かで、村人は温厚で優しく、争い事も犯罪もなく、のどかで快適な生活ができた。私はこの村で二年間過ごし、たくさんの思い出を胸に首都のキンシャサに向かった。

キンシャサは、当時三百万人（現在一千万人）の大都市だった。電気水道のインフラは整い、家庭にもテレビがあり、巨大スーパーマーケットには、目が回るほどの品々が並んでいた。私は自然に資本主義社会の消費生活の中にのみ込まれていった。生活のためにすべてを購入せねばならなかった。私の衣類も増えていった。村ではほとんど見なかった栄養失調児が診療所には多く来た。貧富の差が目についた。私は何度も盗難にあった。窃盗事件も頻発していた。経済的発展の裏には治安の悪化があり、一歩外に出ると緊張した。道路は車が渋滞し、私は運転が怖くて慣れるのに数カ月かかった。

一九九三年、中央アフリカ共和国でエイズ患者支援活動を始めた。二年目から紛争が再三起きた。銃声、迫撃砲、装甲車、戦闘機、外人部隊、国連軍、略奪破壊、国外脱出など紛争に翻弄された。反部族、反政府など人々の憎しみはどんどんエスカレートしていった。

先進国は、人口増加率が高いアフリカ諸国を市場にした。田舎にも電波塔が建ち、貧しい人も携帯電話を欲しがった。携帯電話は便利さと引き換えにその使用料金は家族の生活苦を招いた。市場にはヨーロッパから届く古着があふれ、貧しい人々は古着を買いあさった。朝夕は冷えるため、ヨーロッパの冬服は重宝した。唯一の繊維会社は倒産した。

市内の移動手段は、バスからバイクタクシーになり、交通事故や盗難が多発した。通勤時間帯になると道路はバイクで埋め尽くされる。バイクはインド、中国、ナイジェリア産が占めている。

「空飛ぶ食材」が高級スーパーに並ぶ。パリからサハラ砂漠を越えて空輸されてくる高級食材をこう呼ぶ。日本企業は刺身を取り寄せていた。お金さえあれば、アフリカででも欲しい物は何でも手に入るのが、グローバリゼーションなのだろう。その陰で貧富の差は拡大し、部族紛争からイスラム教とキリスト教の宗教紛争になり、テロが頻発し、多くの国際援助団体は治安の悪化を理由に撤退した。

私は、コンゴ民主共和国の村でほぼ自給自足の生活をし、その後、都市部でグローバル資本主義経済の中で生活し活動をしてきた。人間の欲望は限りない。もっと豊かに、もっと便利に、もっと楽しく、もっとおいしい物を。資本主義経済が行き着く先はどこだろうか。私たちは、豊かさの陰で「戦争」を生み出し、私たち自身の生活を危うくしているのは、なんという皮肉なことだろう。

22　アフリカの動物

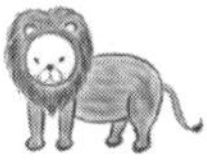

「象は見ますか?」「どんな野生動物を見ますか?」。このような質問をしばしば受ける。私の答えはいつも「見たことはありません」。皆さんはけげんな表情をされる。子どもたちは落胆する。子どもたちは、アフリカでは、象やライオンが野良犬のように村を散歩していると思っているようだ。アフリカと言えば野生動物と日本人の記憶に刻まれている。私も子どもの頃はそうだった。

中央アフリカ共和国の村で、日本企業が、村人の娯楽にとディズニーのアニメを野外で放映した。私も招待された。日没後、村の大人も子どもも押しかけて来た。アニメは動物たちが繰り広げる物語で、象、ライオン、キリン、カバなど、アフリカに棲《せい》息《そく》する野生の動物がたくさん出てきた。子どもたちは、沈黙して映像を見ていた。ヘビ、サル、犬が出てくると指をさして声を上げて喜んだ。主催した企業の所長は、子どもたちの反応が冷ややかだったので「子どもたちは喜んでくれなかった」とがっかりされた。村の人たちは象、ライオン、キリンなど一度も見たこともない。写真でもテレビでも見たことがないのだ。

来日したアフリカの人が、動物園で象、カバ、キリン、ライオンなどの野生動物を見て、「日本には恐ろしい動物がいる」と言ったという笑い話があるが、笑い話ではない。職場の同僚たちは誰も野生動物を見たことがない。地域の人々も見たことはないはずだ。

コンゴ民主共和国で生活していた村では、中央アフリカ共和国と国境をなす大きなウバンギ川が流れていた。夕方になると、「クウー、クウー」と低い声が空に響く時があった。この声がカバの泣き声だと教えてもらったが、一度もカバを見たことはない。永年その村で活動をしていたシスターの話である。丸木舟に乗っていた男性が岩だと思い、竿《さお》で押すとカバの背中だった。カバは暴れ、丸木舟は転覆し、男性は川に投げ出され、カバから腕をかまれた。しかし、男性は一命をとりとめた。また、農作業をしていた男性が、突然象に襲われた。象は男性を鼻で持ち上げ地面にたたきつけたが、彼は奇跡的に助かった。その村で、私たちはアカ族（ピグミー族）が持ってくるカモシカと野豚を食べていたが、彼らは射止めた動物を背負って売りに来たので生きているカモシカと野豚は見たことがない。

中央アフリカ共和国の赤道の森には、象の棲息地があり、アメリカの研究者たちが常駐して象の生態を観察していたが、内戦で撤退した。東部には国立自然公園があり、カバの棲息地として有名だ。川にはカバの背中が岩のように川面に出ているのをあちこちで見ることができるらしい。


コンゴ民主共和国の村での思い出である。

「ミズコ、明日象の肉を食べにおいで！」と同僚のマギーに誘われた。

「象の肉はどうしたの？」

「S村から象の肉を取りに来いと連絡があり、今、村の若者たちが取りに行っている」

「誰が連絡してきたの？」

「『森の電話』で連絡がきたのよ」とマギーは笑った。

翌日、マギーは庭先で象の肉を煮ていた。私は、小さな塊の肉を取って口に入れた。ゴムのようで、かんでもかんでも肉はほぐれなかった。私は、どのタイミングでこの硬い象の肉を飲み込んでいいか分からなかった。かむのに疲れたころ、「エイッ！」と飲み込んだ。象の肉の味は覚えていないが嫌な味ではなかった。皆で、年取った象だから肉が硬いのだと言いながら食べた。その時、私は象の奥歯を一本もらった。奥歯はすり切れてほぼ平らになっていたので、象は老衰で亡くなったのではないかと勝手に思った。

私はその時、象の煮込み料理より『森の電話』の方が気になった。音を言語化できるとは、信じられず、超能力だと思った。『森の電話』は大木の中心にわずか十センチほどの穴を縦に開け、中の木をえぐり出し空洞にしてゆく。時間がかかる作業で村の若者たちが作るそうだ。左右の木の厚さを変えることで、音の高低を作り出す。いわば大きな木魚である。この音は五キロまで聞こえ、次々に人がつないでいけば数十キロまで伝言できるそうだ。当時、現地では村人の訃報の連絡などに使われていたことを思い出した。

その後、アフリカでも携帯電話が普及して『森の電話』は遺産となった。中央アフリカ共和国では博物館に展示されている。科学の進歩は人間の生活を便利にしたが、同時に人間の能力を葬り去ったことを残念に思う。

私は、アフリカで象は見たことがないが、食べたことはある。ワニは見たことも食べたこともある。ワニの捕獲は、はワシントン条約（絶滅の恐れのある野生動植物の種の国際取引に関する条約）で禁止されているが、中央アフリカ共和国のレストランでワニの串焼きを食べることができる。メニューには「ラコステ」の串焼きと書いてある。「ラコステ」とは、ワニのマークの衣服のブランド名である。お客はこのメニューのユーモアにひかれて注文する。私も食べてみた。ワニの肉は、コリコリして味がなく、おいしいとは思わなかった。

アフリカの人々は、野生動物からの危険を避けるために安全な地を求めて住居を構えたのだろう。人間と野生動物の棲《す》み分けをするには、野生動物が棲息する地域の自然保護が必須であるが、アフリカの熱帯の森は森林の伐採が続き、海外に運び出されている。

赤道の森にはサルが棲息している。森の中を通るとサルの泣き声「キャーキャー」が聞こえ、樹から樹に飛び移る姿をしばしば見かける。また、サルは、地域住民にとって重要な蛋白源でお祝い事には欠かせない食材であり、市場ではサルの燻製《くんせい》が売られている。

そのサルが赤道の森を守っている。サルが森の樹々の枝打ちをするので、太陽の光が地面に届き、動物や植物の成長を支えている。生態系を守っているのはそこに棲息している動物や植物であり、それを破壊し続けているのは人間である。この国で活動を始めて三十年。ほぼ毎日巨大な大木を運搬するトレーラー車を見かける。大木は隣国カメルーンの港に運ばれる。この大木が行き着く先はどこなのか、どのように使われるのかは知らない。

伐採された森に棲息していた動物たちは森の奥へ奥へと追われている。アフリカは、これからも「動物たちの王国」として子どもたちに夢を与えてほしい。

23 地域医療とシェフ

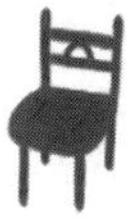

中央アフリカ共和国の首都バンギのＢ地区でエイズの啓発教育を行うために活動を始めた。私は、Ｂ地区の保健センターで保健省のアンドレ医師と出会った。彼は初対面にもかかわらず、私の話に耳を傾けてくれた。この時、彼が地域活動のノウハウについて忠告してくれたことが、その後の三十年間の活動を可能にした。

「地域活動は、この国に伝統的に存在している『シェフ』と呼ばれている地域長のことで、彼らの協力は欠かせない。彼らは、地域住民のことを把握しているので、何事もシェフに相談しなさい。彼らと常に良い関係を保つために定期的に『シェフ会議』を行いなさい」。アンドレ医師は強調した。

私は、毎月シェフ会議を行った。Ｂ地区には十七の地域があり、人口は七万人程度だと聞いた。まず、私はシェフにそれぞれの管轄地域の人口を尋ねた。数日後に世帯数、性別による住民数を最後の一桁まで書いたリストを見て唖然とした。私は、住民たちは適当に雑居生活をしており、把握はできていないと思っていた。その後だんだん分かってきたのは、B地区はY部族の居住地であり、住民は広い意味での家族であり、住民の把握がより容易であるとのこと。彼らは部族で住み分けをしており、住まいの住所を聞けば部族が分かる。彼らは、川が好きだから、丘の上が好きだからという地形や環境を理由に居住地を選ぶことはない。部族紛争が起きた時のことを考えて、同部族の居住地に住むことが身を守ることだという。

「A氏宅では、娘が子ども三人連れて出戻ってきた」「B氏宅では、地方で働いていた息子が妻子を連れて戻ってきた」など、詳細な把握もできていることに驚く。

シェフは、世襲制であり、彼らの教育レベルはばらつきがあるが、彼らは地域住民の信頼を得ている。シェフの家の前には、必ず国旗掲揚台があり、祝日には国旗を掲揚する。地方に行って困ったことがあれば、国旗掲揚台のある家に行けばシェフがいて相談に乗ってくれる。地方ほどシェフは力を持っている。シェフは、地域で起こる大小の問題を治める人で、よろず相談の窓口である。

シェフの制度は、植民地以前から存続していた地方自治の制度だったようだ。宗主国フランスは、この制度を壊さないで存続させた。B地区十七人のシェフをまとめているのがK氏である。私は、K氏とは親交があり、彼が教えてくれる治安に関する情報は役に立った。K氏のもとには、シェフたちからあらゆる情報が入ってくる。彼は国から携帯電話を支給されており、地域のインフラの問題、泥棒、不審者の発見などの異常があればそれを議員にいち早く知らせる。K氏は、B地区で起こる諸問題をまとめる役を担っている。いわばこの監視社会は治安維持や地域活動になくてはならない組織となっている。

地域で啓発教育を行う場合「シェフ」の協力は絶大だ。啓発教育を行う日時をシェフと決めると、啓発教育の前夜、シェフの秘書（シェフの仕事を補佐する人のこと）は、住民が寝静まった夜の静寂の中で、拡声器でくまなく管轄地域を回る。「明日、午後からエイズの教育をシェフの家の前の広場で行います。集まってください」

当日、シェフ宅に着くと、すでに子どもから老人まで地域住民が椅子に座って待っている。椅子は、参加者が持ち寄る。啓発教育の教材は子どもから老人まで理解しやすいように紙芝居とビデオを使う。

「どうも、息子はエイズではないかと思います。家はすぐそこです。見に来てください」

啓発教育に参加していた老婦人が、教育が終わると私のそばに来て心配そうに話した。自宅に行くと、青年がベッドに横たわっていた。彼は、カポジ肉腫を発症していた。啓発教育に参加して、家族の健康に疑問を持つ人から相談を受けることが何回もあった。地域に出て啓発教育を行うことの意義は大きかった。

若者たちを対象に五日間のセミナーを開催し、彼らを保健指導員に任命し、地域に派遣していた。これを知ったシェフたちからの要望で彼らのためにセミナーを開催した。彼らは熱心に講義に聞き入り、セミナー後の保健指導員の資格試験に全員合格した。

セミナー後、シェフから「私の地域のA氏は、どうもエイズのようだ。訪問してほしい」、こんな依頼が届くようになった。彼らは地域の病人の把握もできていたことに驚いた。当初、住民たちはエイズに対する偏見が強かった。エイズは「死の病」だったので恐怖心がそうさせたのだろう。診療所の車に大きく「エイズプロジェクト」と書いているので、訪問診療に行くと、家族から「車は遠くに止めてください」とお願いされた。家族内にエイズ患者がいることを近所に知られるのを恐れていた。しかし、エイズウイルスの感染が拡大してくると、恥や世間体を気にしていられなくなり、診療所の車を見かけると止められ、「私の家にも患者がいます。診察に来てください」と依頼された。

エイズ患者さんが事務所に支援を求めてくるようになり、医師や看護師を増やしてエイズ患者さんの医療を拡大した。最初は、無料診療をしていたが、患者さんの増加でこのままでは運営費の不足が心配になり、診療を有料にすることを「シェフ会議」に提案した。シェフたちは、払える患者さんは初診料、薬代、検査料金を払うことを認め、シェフたち自身が地域住民へ説明し、住民の承諾を得た。診療費は国立病院の三割程度と安いが有料にした。しかし、貧しい人々には無料診療を続けた。

活動二年目から、再三の内乱に見舞われたが、診療所を守ってくれたのは、シェフと住民たちであった。十年前の内戦は激しくB地区が戦場になった。その時多くの診療所が略奪されたが、私たちの診療所は破壊略奪を免れた。彼らは自警団を作り、診療所を守った。B地区の住民は診療所を「私たちの診療所」と呼んでいる。診療所が略奪破壊の被害にあっていたら活動は続けることはできなかった。三十年以上も活動を継続しているのは、シェフと住民が診療所を守ってくれたからだ。

アンドレ医師は、出会いから三年後、赤十字社の小型機で墜落死した。彼は四十代半ばの有望な医師で地域医療のリーダーとして活動していた矢先の訃報だった。みんなが悲しんだ。彼は、国際赤十字社の依頼で郡部への医療視察に行く移動中の事故死だった。私は、しばしば彼に会いに行った。活動の報告やアドバイスを受けるためだった。彼はいつも私に聞いた、「シェフたちとうまくやっていますか?」「はい、シェフたちに助けられています!」「トレビアン!(すばらしい!)」と笑顔で私を激励した。

アンドレ医師が存命であれば、保健大臣になりうる人材で、国の保健医療はさらに発展したのではないかと思う。残念でたまらない。

24　アフリカン・ドリーム

中央アフリカ共和国は、ダイヤモンド、金の産出国で、一獲千金の「アフリカン・ドリーム」を夢見て外国から商人たちがやってくる。失業者が多く、人件費が安いという好条件があるが、大きなリスクもある。内戦が起これば略奪破壊で全てを失うことを覚悟せねばならない。一か八かの賭けであることは間違いない。一方、ダイヤモンドや金の商売ではなく、地道に商売や事業を行うために中央アフリカ共和国にやってくる外国人も多い。

三十年前、活動を始めた時、知人に車の整備工場を紹介してもらった。工場長はレバノン人で五十代と思われる小太りの紳士だ。工場には十人ほどの若い整備士が働いていた。その若者の中に唯一の白人の青年がいた。彼はアリと呼ばれていた。彼は背が低く細身で度の強い眼鏡をかけ、いつも悲壮感漂う表情をしていた。私は車の整備が終わるまでの二、三時間を整備場で待っていた。私は車の整備の知識は少し持っていた。コンゴ民主共和国の僻地で働いていた時、巡回診療に出かけることが多く、車が突然エンストを起こした時はどこを点検すればよいかなど、車のメカニズムの知識は必要であり、整備には関心があった。私は、待つ間、整備士の邪魔にならないようにしながら彼らに車のことを教えてもらった。整備士たちにパトロンと呼ばれている工場長は、しばしばアリに罵声を浴びせた。「まだ、できないのか？　不器用だな！」「何度言えば分かるのか？　このバカ！」という類いの罵声であった。時々、パトロンはアリを目がけてボルトを投げつけ、ひどい時はハンマーが飛んだ。アリの顔からは汗が噴き出ていた。私は、お客の目も気にせず整備士たちを怒鳴りつけるパトロンをハラハラしながら遠目《とおめ》に見ていた。私たちの車はオフロードを走るために三カ月ごとに整備点検を行った。私は整備工場に行く度に、アリの整備士としての成長を感じた。

三年余経た時、アリは整備を終えて帰る私の車を追いかけてきた。「マダム、独立することになった。次からはぼくの整備工場に来てください」、彼は私に整備工場の場所を教えた。私はアリの整備工場に通うようにした。今まで私たちの車の整備をしてくれたのはアリだったので、彼に任せることがベストだと思った。

アリは住居地の庭の一角を使って車の整備を始めた。アリは私が整備が終わるのを待っていると、カモミールのお茶を出し、個人的な話をするようになった。彼は、レバノンで中学校を卒業し、救急車の運転手として働いていた。その時、知人の勧めで中央アフリカ共和国で整備工場を経営している同郷人の工場に就職することになったと話した。

その後、アリの整備工場はお客も徐々に増え、従業員も雇った。一年後には敷地が手狭になり、街外れの広い敷地に引っ越し、大きな看板を掲げた。アリの誠実な仕事ぶりは、評判を得て国連関係の車両の整備を引き受けていた。整備工場は順風満帆で繁盛していたが、内戦で工場は略奪破壊された。アリは、意気消沈していたので再起できるかと心配したが、彼は新たに街の中心に整備工場を開いた。街のど真ん中は省庁が多いので内戦になっても安全だという彼の読みは見事に当たった。

内戦が起こるたびに破壊された車両が、アリの整備工場に運ばれ、超多忙となり、従業員は十名を超えた。その後、アリは次々と事業を拡大した。食料品の店、電気製品や車の部品を扱う店、車の部品を作る工場を順次開いた。しかし、食料品店と電気製品の店は一年余りで閉じた。アリにとって異種の仕事の運営は厳しかったようだ。
お金をもうけることが必ずしも事業の成功とは言えないだろう。お客に信頼され感謝されることが成功である。アリの整備工場は誰からも信頼される良心的な仕事をしていたと思う。車の整備料金や修理費は、決して高くはなかった。車の持ち主が誰かによって料金が異なっていたのかもしれない。私たちはボランティア団体料金だったのだろうか？

診療所に新車のランドクルーザー二台が届いて一カ月後に内戦が始まった。「世界銀行」の助成金でエイズ対策プロジェクトを実施するための車だった。その数カ月前、私は治安上の理由で警備が厳重だった外国人専用のアパートに引っ越した。私はランドクルーザーを守るためにアパートに二台の車を移動させた。これが大きな誤算であった。暴徒がアパートを襲い、アパートは略奪破壊され何も残らなかった。駐車場の車二台はかろうじてエンジンは残ったが、部品はことごとく抜き取られた。新車だったが廃車にするしかないと思ったが、まず、アリに相談すると、車を見て修理が可能だと言った。事務長は修理の見積書を見て良心的な金額だと判断した。修理には三カ月以上かかったが、車が届いた時は「車が生き返った！」と職員たちと喜んだ。

この国で、起業し商売をしている人たちはほとんど外国人である。レバノン人やシリア人はスーパーマーケットや雑貨屋、中国人はレストラン、フランス人は建設業やレストラン、韓国人は写真の現像や宝石商を営んでいる。

内戦が始まると、まず略奪破壊されるのは外国人の店や会社である。現地の人々は「俺たちを搾取してもうかっている」と言うが、私はその意見に多少の疑問を持っている。中には、詐欺まがいの商売をしている人たちもいるだろうと思う。しかし、貧しい国で商売をするには薄利多売しかない。商人たちは、朝早くから夜遅くまで仕事を手放さない。彼らは毎日、必死の努力をしている。国の物流を支えている人の多くは、アフリカに仕事を求めてはるばる外国からやってきた商人や起業家たちである。私たちの活動に必要な栄養失調児センターの食料、文具類、雑貨類などの購入は、外国人が経営する大小の店だ。成功した人より、夢破れて去って行った人たちの数が多いように思う。店の閉鎖、経営者の交代を知るにつけ、貧しい国で商売をすることの難しさを感じた。

アリが次々に事業を拡大していった背景には、彼の親族を助けるためだったようだ。レバノンは内戦国で貧しい国だ。アリは親族を呼び寄せて事業を拡大した。アフリカにやってきた親族たちにとって、仕事の前にフランス語の壁があった。黙々と車の整備をする親族の姿に、私は二十数年前のアリの姿を見た。アリは、貧困から脱するためにアフリカに来て血のにじむような努力をした。アリは、整備士の見習い期間中に工場長からハンマーを投げられていたことを私は知っている。どんなに理不尽な扱いを受けようとも、アリは技術を習得し、独立するために頑張った。アリの場合、「アフリカン・ドリーム」など一獲千金を夢見る話ではなく、親族を貧困から救うために毎日必死で働いているのだと思う。

今、アリの整備工場は、街で最も信頼されている工場である。アフリカの生活は、車がなければ活動も生活も成り立たない。私たちは啓発教育のために地方にも出かけるし、訪問診療で路地のがたがた道を走るため車両の故障も多い。「アフリカで持つべき友は車の整備士である」。これは私の実感だ。私たちはアリが車両の管理をしてくれるおかげで事故もなく活動ができた。アリと出会えたことに感謝している。

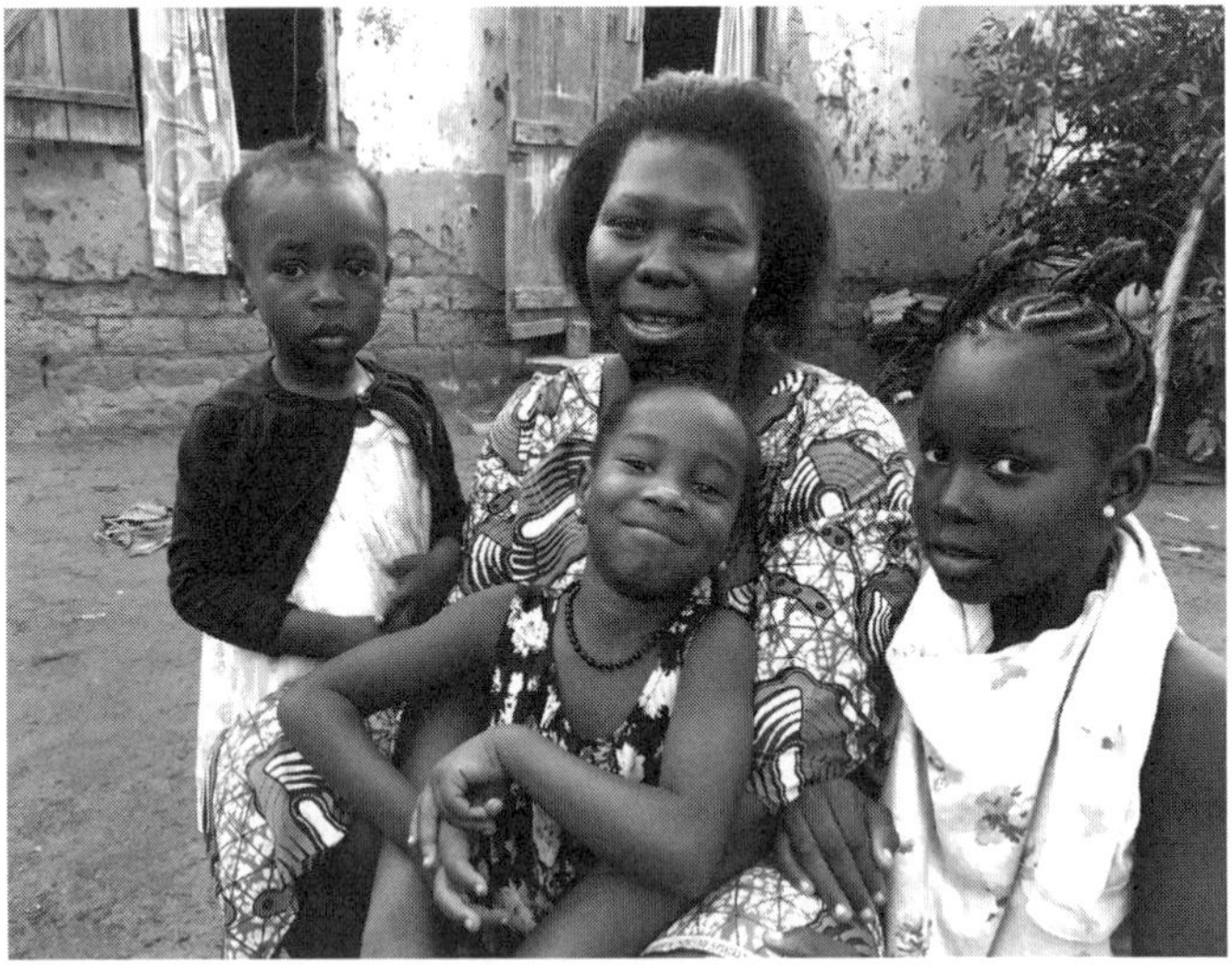

25 なぜ、こんな国になったのか？

三十年前、医療活動を始めるために中央アフリカ共和国の首都バンギに着いた。停電に備えて懐中電灯と電池を多めに持って行った。雨季の嵐の時は、停電したが、すぐ回復し懐中電灯を使うことはなかった。断水は経験したことはなかった。平均気温は二十七度程度でクーラーがなくても快適な生活ができた。

活動二年目から部族紛争が頻発するようになった。その度ごとに略奪破壊が起き、電線の盗難、変圧器の破壊が起きたが、すぐに修理がされることはなく停電が続いた。首都の電気事情はだんだん悪くなった。

診療所を運営するためには、電気と水は不可欠である。私は保健省のエイズ局のM局長に嘆いた。「断水で診療所の掃除もできず、清潔を保つことができません。いつも停電しているので顕微鏡で結核菌の検査ができません。自家発電機を買いました」。彼は役人の堕落ぶりを嘆き、怒りをあらわにした。「ボカサ（一九六六―一九七六）の時は、水道管の破裂があれば、その日のうちに修理しないと責任者を追放した。今は一カ月以上も、あちこちで水は垂れ流しだ。水は年中豊富にあるのに、断水とは何事だ。役人たちは何をしている」。役人も住民も不満を口にするが、不満を嘆くだけで誰も動かない。働きかけないので状況はなかなか改善されない。「ボカサの時代は良かった」と言う大人たちの嘆きはしばしば聞いた。ボカサ大統領は、在任中に皇帝になり莫大な国家予算を使って戴冠式を行った。その名残の二つの凱旋門《がいせん》が街中に残っている。ボカサは、外国からの支援金を得て産業を発展させた。首都にあるビルはボカサ時代に建設された建物であり、失業者はいなかった。ボカサは畑で働いている婦人を見かけると、わざわざ車から降りて「あなたは働き者だ！」と褒めて賞金を与えたので、婦人たちはこぞって農作業に精を出したという逸話が有名である。ボカサはクーデターで失脚した。一九八一年から十年間、コリンバ政権は安定したが、その後、政治は安定せず部族紛争が頻発し、在中央アフリカ共和国日本大使館（一九七四―二〇〇五）、ドイツ大使館などが治安上の理由で撤退した。

電気も水もある生活が当たり前だったが、当たり前でなくなった。住民たちはいつも、「しかたがない」と言ってその状況に甘んじている。外国企業は内戦で略奪されて撤退した。再びやってくることはない。電力が保証されない限り、新しい外国の企業はやってこない。失業者はどんどん増えていった。負のスパイラルに落ち込むと、これを止めることはほぼ不可能である。だんだん深みにはまってゆくだけである。

首都から西に向かう国道にかかっている橋が崩落の危機にあった。私たちも患者さんの訪問診療に行くときに使う橋だった。二十メートルほどの中規模の橋だった。雨季に大雨が降ると川の上流の丘の方から濁流が轟音《ごうおん》を立ててウバンギ川に注ぐ。大雨のたびに橋桁を支えている土手が侵食され崩壊していった。「もうすぐ橋が落ちる」、街中のうわさになった。私も野次馬の一人としてその橋を見に行った。橋の両側には人だかりで、屋台が出てお祭りのように賑わっていた。人々は「明日だ！」「いや、明後日だ！」と橋が落ちる日を予測して楽しんでいた。私は、橋の様子を見て、この橋を守る方法はまだあるのではないかと思ったが、政府は動かなかった。数日後、大雨が降り橋は二つに折れて川に沈んだ。運転手ルイは、「マダム、すぐ中国人が新しい橋を造ってくれるよ！」と自信をもって言った。彼が言ったように中国が新しい橋を造ったが三、四年後だった。仮設の橋ができるまでの二年間は、今までの倍以上も遠回りをして患者さんの訪問に行かねばならなかった。

川の護岸が侵食され始めたときに、すぐに自国で修復ができなければ、外国の援助を求めれば橋は修復できたと思うが、国はそれをしなかった。西に延びる国道は、赤道の森に通じる道でバナナ、キャッサバ、油ヤシなどの農作物が豊かで首都バンギの台所である。台所に通じる国道の橋が崩落したのだから重大事である。政治家は、国民優先、経済優先など考慮していないと思った。

この国は、なぜこうなったのか？ 私はこの国が、だんだん衰退していくのを三十年間見てきた。外から見てきたのではなく、私はそこで生活をしていたので、この国が衰退していく様子を身をもって体験してきた。私は、いつも住宅街で生活をしていた。住宅街にあるバーやディスコは不夜城で、夜空に響く音楽、ケンカする罵声の叫びなどで安眠を妨げられることもしばしばだったが、慣れてくると騒音を聞きながら眠っていた。

今、不夜城として賑わっていた地域は日没前に人気が消える。その後はPKO軍が街中を巡視する。「この街は、昔は賑やかで活気があった」と昔を知る人たちは寂しそうに言う。日本大使館があった頃、日本人は日没後の外出は控えるようにと連絡があった。私がこの国で活動を始めた当初は、週末には友人の家に遊びに行き、深夜の二時ごろ、一人で車を運転して帰宅しても不安に思ったことはない。治安のことは考えたこともなかった。

なぜ、こんな国になったのか？　いまさら、誰かのせいにしても問題は解決しない。国の指導者、その指導者を選んだ国民、困難が生じたときにそれを正そうとしなかった国民。国民が考えるべきことである。しかし、世界の国々は一国だけで生きていくことはできない。中央アフリカ共和国は宗主国フランスの影響を受ける。さらに地下資源が豊富であり、アメリカ、中国、ロシアなど大国との協力関係、外交関係の距離の取り方もあるだろう。また、コンゴ民主共和国、コンゴ共和国、カメルーン、チャド、スーダン、南スーダンの六カ国と国境を接していることも政治・経済的に問題が多い。これらの国が政治的に混乱すると避難民が流入し、国境地帯は治安が悪くなった。アフリカの国々が平和でなければ、他の国の平和はない。強いては、世界が平和であることだ。ところが今、世界は戦争をしている国々がある。それなのに世界平和を語るのはむなし過ぎるだろうか。

この三十年間で世界は小さくなった。携帯電話のボタンを押すだけで、アフリカの村にいる友人と話ができる。世界は、私たちの手のひらの上にあり、毎日、世界の政治・経済情報、事件、さらに戦争の残酷な動画が二十四時間垂れ流しで私たちの頭上を過ぎてゆく。私たちは毎日情報が多すぎて、過ぎてゆく情報に一つ一つ心を痛めたり喜んだりする余裕がないのだ。

それは、無力感がそうさせるのだろう。私もアフリカの人たちも崩落しそうな橋を見ながら笑っていた。人は無力であると感じた時、笑うしかないのだろう。この無力感こそが、この国をこんな国にしたのだろう。

独立を勝ち取るために、国民は一丸となって戦い、一九六〇年にフランスから独立を果たした。自分たちの国を得て、未来は希望に輝いていたはずであるが、再三の内戦で徐々に国は荒廃していった。国民は戦いを起こすことで国を立て直そうとしたのだろう。しかし、内戦は国の経済を疲弊させ、国民は無気力になり、いつの間にかこんな国になったのだ。世界の最貧国と言われる汚名を返上するためにどうすればいいのか？　独立を勝ち取ったときの情熱を国民に呼び起こすための特効薬はあるのか？　処方箋はあるのか？　地下資源に恵まれ、豊かであるはずの国が世界の最貧国に甘んじていることが残念でたまらない。日本にいる私には現地の貧しい人々に細々と支援をしてゆくこと以外は何もできないのだろうか？

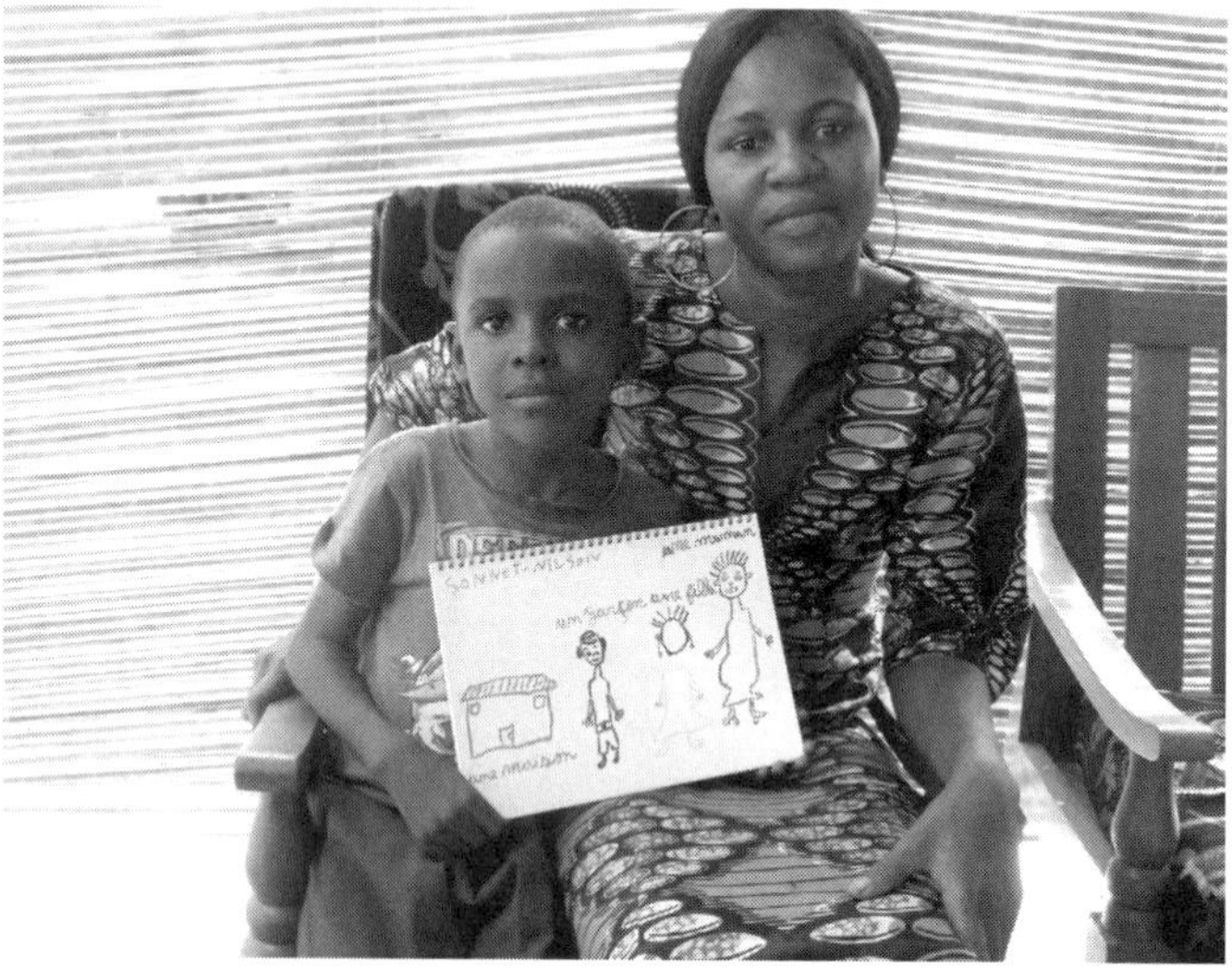

26 シスター・マリ

シスター・マリが旅立って三年がたつ。マリと知り合ったのは、二十年ほど前だ。私は若い頃コンゴ民主共和国でフランス系修道会のシスターたちと活動をしていた。その修道会のシスターたちが、中央アフリカ共和国でも活動をしていると聞き、私はその修道院を訪ねた。その時、私を迎えたのがシスター・マリだった。「シスターたちからあなたのことは聞いていましたよ。あなたに会えてうれしいわ！」。親しみのこもった言葉がうれしかった。若くてはつらつとしたシスターだった。その後、私は週末になるとしばしば修道院を訪問して、マリや他のシスターたちと雑談を楽しんだ。シスターたちは、コンゴ民主共和国出身で、彼女たちとコンゴ民主共和国のことを話すのがうれしかった。マリは、アボカドの葉っぱでワインを作っていた。私は葉っぱでワインができるのが信じられなかった。マリが育ったコンゴ民主共和国の奥地では村人たちが作っているという。「葉っぱを発酵させるのよ」と言った。差し出されたワインを警戒してほんの少し飲んでみる。マリは「おいしいよ」と言って、ワインをグイグイ飲んだ。ワインと言うが、アルコールの味はなく、何だか不思議な味がした。私が警戒しながら少しずつワインを飲むのを見て、マリは笑っていた。庭にはアボカドの巨木があった。アボカドは常緑樹で年中葉っぱが茂っている。「ワインをたくさん作ってもうけましょう」と冗談を言い合った。

マリは、修練院の責任者だった。修練院は、シスターになりたい志願者を教育する施設である。アフリカはシスター志願者が多い。貧困家庭の少女たちは、修道院に入れば教育を受けさせてもらえるので、シスターになることを志願する例も多いらしい。しかし、修道会は修道者になることを求めるので、神の召命がないと修道者にはなれず、志願者の半分以上は途中で去ってゆく。修練生の指導は、忍耐のいる仕事であるが、マリが長い間その責任を任されていたのは、彼女の霊性の深さと人望によるのだろう。マリは、修道会で期待される存在で、その後パリの本部で勤務し、十年ほど前にコンゴ民主共和国の首都キンシャサに戻り、修道会のアフリカ管区の責任者になった。

「マリは、臭いがしなくなって、パリで精密検査を受けるそうです」。同じ修道会のシスターから聞いたとき、私は別に気にも留めなかった。一カ月ほどして、マリはがんで手術を受けることになったが、かなり難しい手術になりそうだと聞いたときぼう然とした。私は一時帰国を控えていたので、マリに会いに行くことを決めた。パリのトランジット時間は八時間以上ある。マリに会いにゆくには十分な時間だ。

修道院の昼食のテーブルで、マリと久しぶりに会った。「ミズコ、会えてうれしい」。マリは笑顔を見せたが、元気がなく弱々しい口調だった。彼女のテーブルには、すべて流動食が準備されていた。マリは少しずつ、少しずつ流動食を口に運んだが、少ししか食べなかった。私は、彼女の病気の深刻さを知り、かける言葉が見つからなかった。マリは私を励ますように、「私の命は神様の手の中です。何も恐れてはいないわ」と言った。私はうなずくしかなかった。私は、「祈っているからね」と言って、早々に飛行場に向かった。タクシーの中で、マリと会うのはこれが最後だったかもしれないと思いながら、暗い気持ちでぼんやりとパリの街を眺めた。

「マリの手術は成功した！」とアフリカに歓喜のメッセージが届いた。同僚のシスターたちは、祈りが通じたと踊り出して喜んだ。

「元気になったマリに会いに行こう！」。私は次の帰国を待ってパリの修道院に向かった。ブザーを押すと、笑顔のマリが私を出迎えてくれた。私たちは抱き合って病気の回復を喜び合った。マリは手術前より太り、アフリカにいた頃のはつらつとして明るいマリだった。十人で食卓を囲んだ。食卓は笑いがあふれた。

「マリの手術には、眼科医、耳鼻咽喉科医、脳外科医の三人のお医者さんが関わって、十時間以上かかった。マリは本当に頑張ったわ」。修院長がねぎらうと、「私は、麻酔で眠っていただけです。頑張ったのはお医者さんたちです」。みんながどっと笑った。マリは、みんなと同じ食事をたくさん食べた。彼女は再起を果たした！

マリがタクシー乗り場まで送ってきた。「次はアフリカで会えるね！」と言って、私たちは強く抱き合いながら約束をした。私は別れ際に「お祝い！」と言って、マリのポシェットに一〇〇ユーロ紙幣を二枚入れた。マリは「メルシ！、メルシ！（ありがとう）」と繰り返して喜んだ。タクシーが動き出すと、マリはお金が入ったポシェットを叩きながら小走りでタクシーを追いかけてきた。私は、振り向いてマリが見えなくなるまで手を振った。シスターたちは自由に使えるお金は持っていない。貧しい自分の家族を助けたいと思っても、それはかなわないことだ。マリが自由にお金を使ってくれればうれしい。次は、マリとアフリカで会えると信じ高揚した気持ちで飛行場に向かった。パリの街が耀《かがや》いて見えた。

マリは化学療法を続けたが、がんは、どんどんマリの体をむしばんでいった。彼女は祖国に戻ることを望み、コンゴ民主共和国の首都キンシャサに帰ってきたが、間もなく視力を失い、全身の衰弱もすすんだ。しかし、マリは中央アフリカ共和国が内戦後治安の悪化が続いていることを心配していた。「早く平和が戻るように祈っています」と、他のシスターを介してマリのメッセージが私のもとに届いた。マリは病床で祈り続けていた。

マリの葬儀には、彼女が育てたシスターたちが地方の修道院からも駆けつけ、盛大に行われたと聞いた。私はマリとの約束を果たすことはできなかった。

私が乗ったタクシーを追いかけ、パリの街を走った元気なマリの姿が最後となった。まさかこんなに早くマリとの別れが来るとは思わなかった。

マリは大手術、失明という大きな試練を受けた。私だったら乗り越えられそうにない大きな試練だと同僚のシスターに話すと、「マリは、私たちに代わって私たちの試練を背負ってくれたのよ！」と言われ、マリはそんな人だったと私も納得した。

私はマリの五十年余りの短い人生を悔やんだ。

「人生に長い短いはないのよ。試練も寿命も神様が決めること。これが神様からいただいた私の人生だったの。すばらしい人生だったわ」

マリの声が聞こえたような気がした。

27 私の複雑な思い

中央アフリカ共和国での活動は、内戦に翻弄されてきた。特に二〇一三年の内戦は、診療所があるB地区が戦場になった。いち早く、欧米から国際人道支援団体（以下、国際団体）が来た。同じ敷地内にある国の診療所は無料診療が始まり、患者が殺到した。私たちはエイズ・結核患者さんを専門に医療を行っているが、一般診療も行っている。しかし、国際団体が来てからは、一般の患者さんはぴたりと来なくなった。

国際団体が活動を始めてから、看護師は不足した。国際団体の契約は三カ月から六カ月と短期間ではあるが、給料は現地基準のほぼ倍だった。その後、新しく看護師を採用する場合、基本給は内戦前の五割増しとなり、診療所の運営を圧迫した。

同じ敷地内にある、国の診療所は門の外まで診察を待つ患者さんが行列をしていた。私たちの診療所には、エイズや結核の患者さんの診療だけで、医師や看護師たちは暇を持て余し、待合室で雑談をしていた。国の診療所に殺到した患者さんたちは、どの程度の病気だったのか分からないが、「タダで診察を受けられる。薬もタダでたくさんもらえる」と、興奮して話していた。

私たちの診療所は、有料で診察費、検査費、薬代を請求した。約半数は、支払いが可能な患者さんたちで、その収入が毎月の運営費の二割ほどあり、経営上重要な収入源であり、一般の患者さんが診察に来ないのは経営上の打撃だった。

最も打撃を受けたのは産院である。私たちの事務所の隣にB産院がある。私たちは数年間産院の管理業務を委託されていたが、運営が軌道に乗ったので手を引いた。出産費用は一律に二千フラン（約四百円）で月に約二五〇件のお産があり、この収入で産院は運営されていた。消毒薬、緊急薬、備品の購入さらに助産師の夜勤の食事手当などである。

市内のA産院で国際団体が無料診療を行った。帝王切開などの異常出産も無料だった。産婦さんたちは、市内のみならず郊外からもタクシーを飛ばしてA産院に行った。B産院でお産をしていたB地区の妊産婦もA産院に行った。毎月の出産数は五十件程度に減少し、産院の運営が厳しくなった。A産院は妊産婦が殺到し対応できなくなった。A産院を運営している国際団体が、B地区の住民に対してB産院も無料にすると呼びかけたが聞き入れられず、B地区の妊産婦たちがタクシーを飛ばしてA産院に行くのを止められなかった。ついに国際団体は、B地区の産院の経営を行うようになった。私はこの成り行きを複雑な気持ちで眺めていた。

この国は、植民地以来、国民の医療は無料で行っていた。一九八七年、マリ共和国の首都バマコで、世界保健機関とユニセフの支援で、アフリカ保健大臣会議が行われ「バマコ・イニシアティブ」が締結された。これは地域保健医療の充実を図るために必修医療薬（アスピリン、抗生物質、マラリアの治療薬、駆虫薬など）を販売し収益をあげ、母子保健など公衆衛生の充実を図る取り決めがされた。この国では、一九九五年頃から国の診療所内に薬局ができて薬や診療が有料になった。私たちは、国の診療所の運営委員を二年間委託された。患者さんたちは、今まで無料診療だったのが、有料になったことに抵抗があったが、徐々に患者さんたちも理解した。「自分の健康は自分の手で取り戻そう」をスローガンに説得を続け、住民は医療費を払うことを当たり前と考えるようになり、診療所の独立採算が見込めるようになった。

内戦は一発の銃声から始まる。住民は教会や人里離れた場所に着の身着のままで避難するが、そこには食糧も医療支援もない。そんな時、ユニセフが配るビスケットやピーナツバターはありがたい。二、三日で栄養状態が悪くなる子どもたちにとっては恵みの支援物資である。特にマラリアで高熱に苦しんでいる、下痢が続いている、咳が続いているなど、急性の症状に苦しむ患者にとって無料診療は、救世主である。

私たちは、緊急医療援助は行っていない。内戦が始まると自宅に待機し、内戦が落ち着くのを待つ。私たちに代わって緊急医療支援を行っている国際団体と国際赤十字社が、目印の大漁旗を掲げて銃声の中で負傷者の救出に当たっている。私はアパートの四階の宿舎から、銃声の中を負傷者の救出に奔走する国際団体の車を眺めながら、特別な使命を担った勇気ある国際団体の人々を称えた。

内戦地における国際団体の緊急支援活動は十八カ月と聞いたが、定かではない。中央アフリカ共和国の場合は、二年以上活動していたように思う。内戦が治まり、避難して住民は家に戻り、生活を始めても住民は無一文である。世界の最貧国であり、国際団体の活動が続くのは住民にとっては救いである。欧米から支援に駆けつけた援助隊たちは一カ月、長くても三カ月で交代し活動を続けていた。

国際援助団体が去った後、国立の診療所は患者さんが少なくなり閑散とした。患者さんたちは私たちの診療所に来るようになった。診療費が安いからだろう。

Ｂ地区の産院は、お産料金四百円で産院の管理運営ができていたが、内戦が終了しても国際団体の傘下で運営されるようになった。日常的な断水や停電に対しては、設備投資が行われ改善したために、産院で働く助産師や利用者である妊産婦は喜んでいる。

しかし、私は複雑な気持ちになる。中央アフリカ共和国には、国の治安維持のために国連のＰＫＯ軍が駐在している。国軍では国を守ることができないのだろうか？国は自国民が守らない限り真の平和は根づかない。ＰＫＯの多国籍軍は、他国を守るという使命感を持っているとは思えない。ＰＫＯ軍は、アジア、中南米、アフリカの英語圏の人々が多かった。彼らは任地の公用語であるフランス語を話さず、現地の住民と問題を起こすこともあった。

今まで助産師たちが運営していた国立のB産院は、国際団体が運営している。私は、国際団体の支援活動に大変感謝している。彼らの支援により命を救われた人たちは多い。ただ、残念に思うのは、内戦後に内戦前の社会システムに戻ることが難しいことである。内戦による失業、物価の値上げなど貧しい人はさらに貧しくなり、医療費を払う余裕はなく、住民は医療が充実し、無料診療を受けられる医療機関に行くのは当たり前である。しかし、国際団体の支援活動は、いつの日かその活動を終了する。国際団体は自分たちの理由で活動を終了する。置き去りにされる医療現場はどうなるのかについて考慮されているとは思えない。

私は、エイズの患者さんにいつも言い続けてきた。「先進国が支援している『世界基金』のおかげでエイズの薬は無料ですが、いつまで無料で治療薬を受けられるか分かりません。だから、自分で治療費を払えるように自立しなさい！」。彼らに健康を自分の手で取り戻すという意識を持ってもらいたいが、彼らはほとんど危機感がない。

私が、中央アフリカ共和国の人々に言い続けたこと「自分たちの国は自分たちの手で守りなさい。自分の健康は自分で守りなさい。そのためには金銭の負担は必要です。働くことでしか希望ある未来は来ません！」

若者たちに国の未来を期待したい。

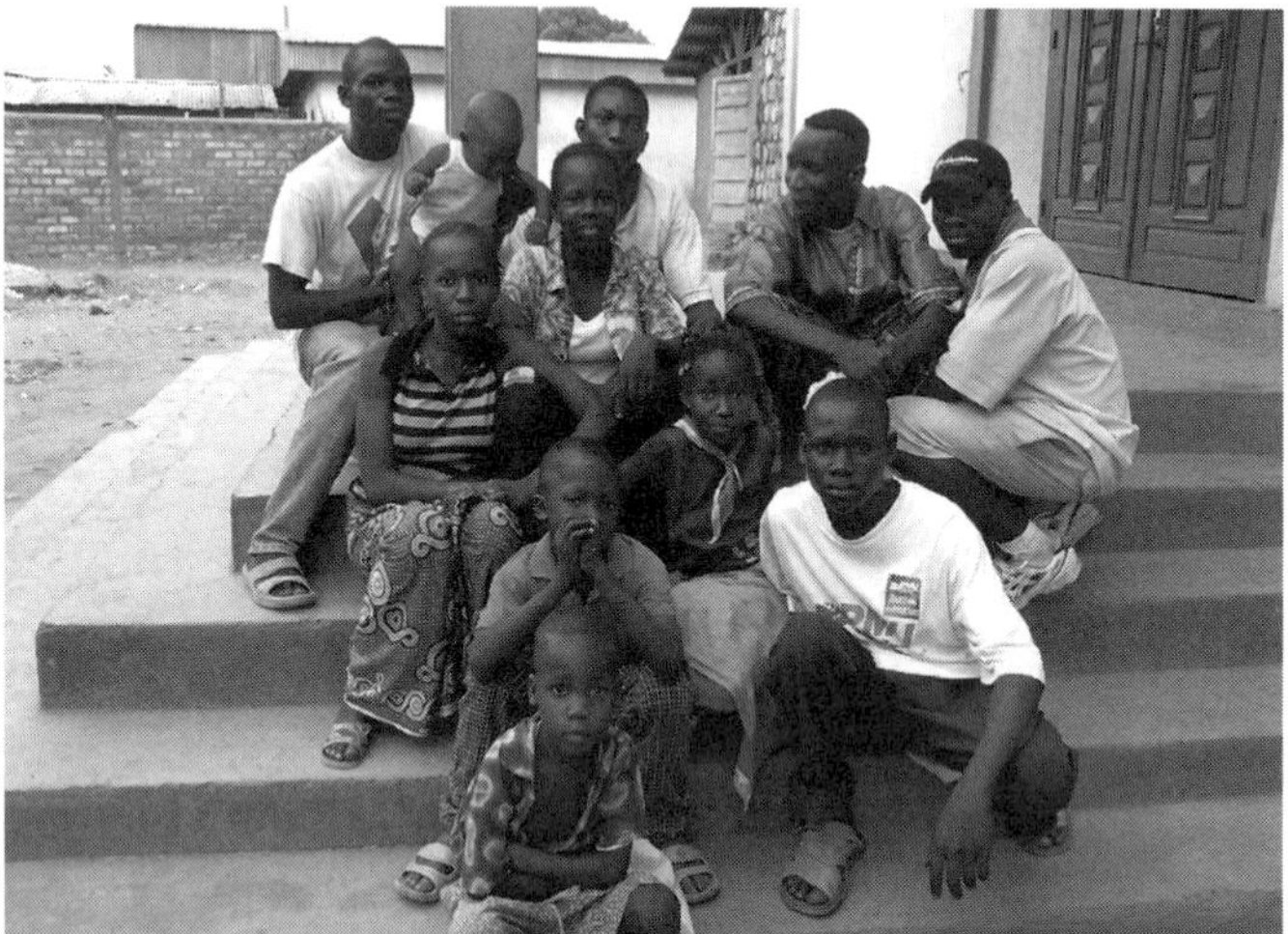

28 チョコレートとコーヒー

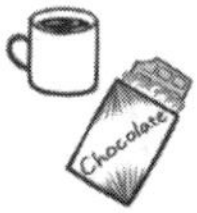

月に二回、地方でエイズの啓発教育を行う。その日は、十二時に診療所の仕事を終え、二時から地方へ出かける。車に発電機、テレビ、ビデオデッキを乗せて百キロ以内の村々に出かける。この日は、職員はいつになくソワソワしている。地方での啓発教育は「買い出し」の日でもある。私もうれしくて仕事の合間に「買い出し」用の穀物の空き袋を準備し、会計係に両替をお願いして小銭を準備する。

啓発教育は二時間足らずで終了する。車は夕日を追いかけ買い出しにまっしぐら。村の子どもたちが、車の後を追いかけてくる。「また、次の機会にね！」。私は子どもたちが見えなくなるまで手を振る。沿道には村で収穫された農作物が並んでいる。私たちは往路ですでにチェック済みである。

「ストップ！」。欲しい物を見つけて叫ぶと、車が止まる。まず、彼らが買うのは主食の「キャッサバ」だ。沿道に大きなタライに山盛りの白い粉キャッサバが並んでいる。彼らは、白い粉を手でつまみ、味を見る。「苦い！」「これは甘いなぁ！」などとつぶやいている。キャッサバに関しては、彼らはうるさい。味と色などの品質の厳しいチェックが入る。彼らによると、キャッサバは、甘味があり真っ白い粉でさらさらしたのが良質でおいしいのだという。日本人がコメのブランド名にこだわるのと同じだ。キャッサバの価格は、首都バンギの市場の半額またはそれ以下である。事務長に嫌みを言われながら給料の前借りをする苦労以上の価値は十分にある。首都から五十キロほど離れるだけで農作物は半値以下になる。輸送料や仲買人の手数料がいらないからだ。

私は、パパイア、グレープフルーツなど旬の果物に目を輝かせる。沿道のパパイアは丸型、長いへちま型があり、子どもの頭より大きいパパイアがずらりと並んでいる。「この大きなパパイアはいくらですか？」「二十円！」、老人が言う。街の五分の一以下の値段だ。私には外国人用の高めの値段がついていると思うが、それでもすごく安い。グレープフルーツの値段には驚いた。「百円」と言われて、ちょっと高いと思ったが、なんと大きなタライ山盛り百円と激安だ。タライには二十個余りのグレープフルーツが山盛りだ。私は喜々としてそれらを袋に入れた。アフリカの人たちは柑橘《かんきつ》類をあまり食べない。村ではオレンジやグレープフルーツは熟して地に落ちて腐っている。荷を満載したトラックが猛スピードで首都に向かう。トラックの荷は、主にキャッサバ、バナナ、調理用のマキだ。鉄道や海がないために長距離の輸送はトラックに限られる。

食糧と同様に必需品は、調理用のマキだ。街でも住民のほとんどが、庭でマキを使って調理をしている。マキは、首都の西に広がる赤道の森から運ばれてくる。リヤカーにマキを満載して二十から三十キロ離れた村から若者たちがリヤカーを押して街に運んでくる。私たちの給食センターもマキで調理をしているのでリヤカー一台分をそのまま購入する。大木のままなので、マキにするのに賄い婦たちが、ナタや斧で大木と格闘する。大木は、嵐や落雷などで倒木した木で乾燥している。彼らはアニミズムで木に霊が宿ると信じているので木を伐採することはない。

地方に行くと、マキを満載したリヤカーを押して街に向かう青年たちの行列に出会う。日本はリヤカーは引くが、この国では押すのでリヤカーを「プスプス」（フランス語で押すという意）と呼ぶ。街の台所を支えているのは彼らである。炎天下、リヤカーを押す彼らの顔から汗が噴き出している。私はこの仕事以上の重労働は他にないと思う。研修に来た日本の青年が、リヤカーを押す青年の均整のとれた体を見て、「鍛えぬいた体ですね。無駄な脂肪がまったくついていませんね！」と感嘆した。帰国した彼から、筋トレを始めました、とメールが届いた。彼らはマキを売った帰路は、リヤカーをトラックに積み、彼らもトラックの荷物の上で向かい風に負けず歓声を上げながら村に帰って行く。そして、彼らは一週間後には再び街にマキを運んでくる。首都の人々の台所を支えているのは、トラックやリヤカーであり、郊外からは女性たちが大きなたらいを頭の上に乗せて運んでくる農作物である。

流通の問題は、途上国共通の問題であり、貧困の原因であることは確かだ。アフリカの人たちは決して怠け者ではない。農作物は買ってくれる商人がいれば、彼らは家族が一丸となって精を出す働き者だ。オレンジ、グレープフルーツ、マンゴー、パパイアは地に落ちて腐っているのを見ると、ジュースや缶詰にするなど加工品にできないものかと思う。

村に買い付けに来るトラックは、街から村に戻る人を乗せ、薬、布、日用品類など生活必需品を運び、帰路は農作物を満載して街に戻るので、村は経済的にも潤っていた。雨季には舗装されていない道路は、大雨が降ると遮断されて不通になる。治安が安定していた頃は、村の人たちは自主的に道路の整備を行っていた。しかし、内戦後は道路の維持管理がされず、雨季中は道路はしばしば不通となり、商人のトラックが村に来なくなり、村人はさらに貧困を強いられるようになった。

首都から数百キロ離れた村から、老神父さんが私に会いに来られた。「日本でコーヒーを買ってくれる会社を探してください」。彼は私にコーヒー豆を差し出しながら言った。「村には広大なコーヒープランテーションがありますが、ここ数年、商人が来ません。売れないならばコーヒーの木を伐採するしかないと村人たちは言っています」。私は、困惑した。「日本は遠いし、輸送料を考えると厳しいと思います」と言ったが、神父さんの気持ちを思うと、その場で拒否することができず、コーヒー豆を受け取った。

中央アフリカ共和国ではフランスの植民地時代にフランス人がコーヒーや油ヤシのプランテーションを経営していた。彼らが去った後は、村人たちが経営を引き継いだ。コーヒーはアフリカ原産のロブスタ種で、他のコーヒーに比べると苦みが強く評価が低いために市場価格が安く、商人は買いに来なくなったようだ。

帰国し、友人のつてでコーヒー豆を扱っている会社に交渉をした。係員は、「後日返事をします」と言ったが、数カ月も返事が来ないまま、神父さんの訃報を知った。村のコーヒープランテーションはどうなったかと気になる。

中央アフリカ共和国は、日本の一・七倍大きな国土を持つ国で、人口は五五〇万人である。機上から見るとサバンナが延々と広がっている。その地には植民地時代の遺産であるコーヒーや油ヤシのプランテーションが広がっている。放置されたコーヒーの木は、木全体が雑草に覆われている。油ヤシは手入れがされないので立ち枯れしている木も多い。レモン、オレンジ、グレープフルーツ、パパイアなども手入れされないままだ。

私たちは首都で栄養失調児のケアを行っているが、国内では主食であるキャッサバやトウモロコシなどの農作物が不足しているわけではなく、流通が問題である。内戦が頻発するようになってからは、商人たちは地方へ買い出しに行くのは危険を伴うために控えるようになり、ますます流通の問題は深刻になった。

途上国の貧困の問題を考えると、いつも流通の問題に行き着くが、流通は平和であることが前提である。平和がすべてである。今、世界では紛争が起きている地域があり、エネルギーや穀物の流通が懸念される。みんなが平和を望んでいながら、なかなか手が届かない遠いところにあるのが平和である。

私の食卓には、いつもチョコレートとコーヒーがある。チョコレートの原料であるカカオ豆とコーヒー豆はアフリカや中南米産である。遠い大陸からはるばる日本に着き、加工され私のもとに来た流通経路を思うと感慨深い。

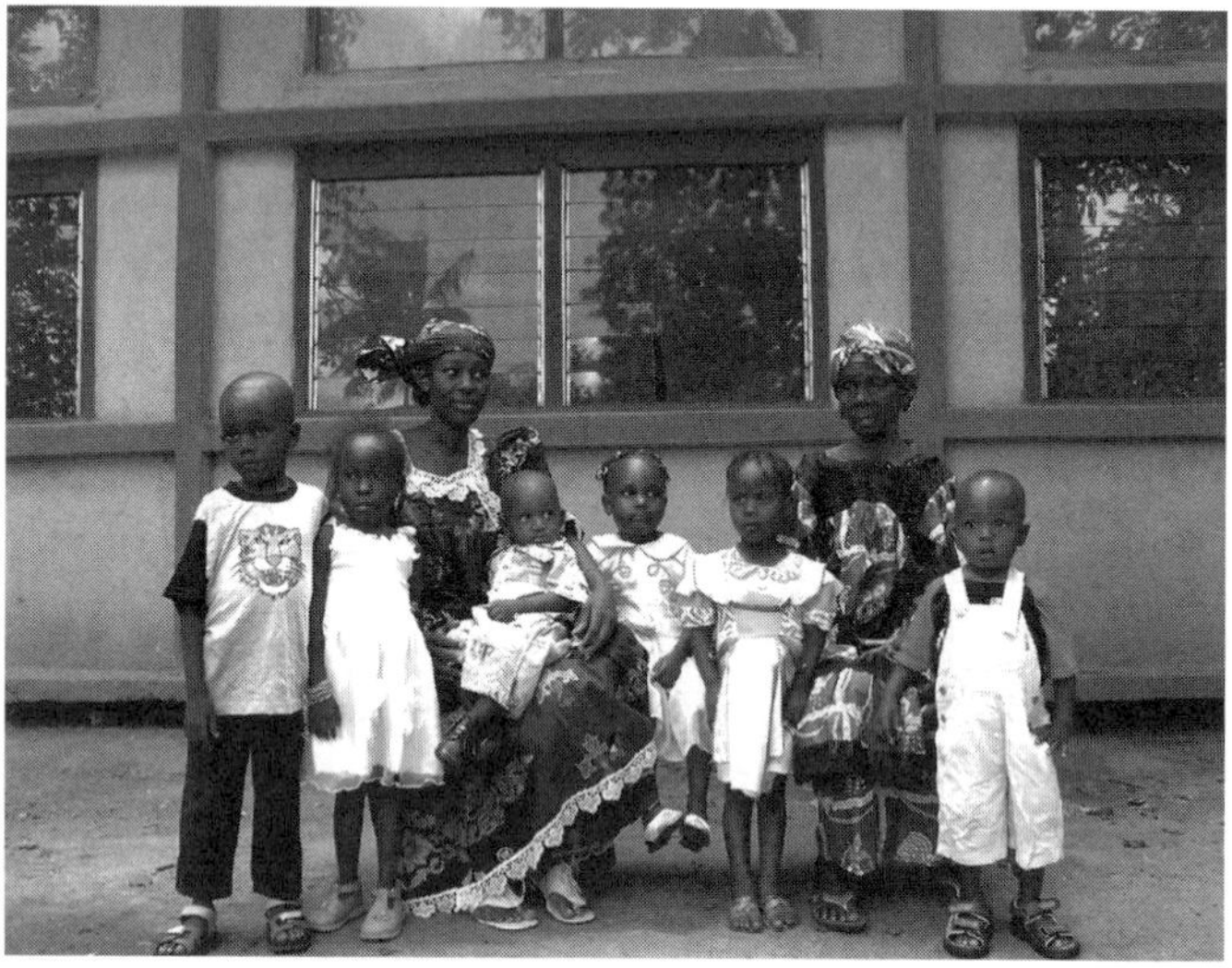

29　コカ・コーラの思い出

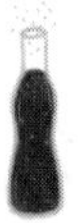

「次の日曜日の午後に招待したいけど都合はどうですか？」。マダム・ミリアムから招待された。

「私たちは五人いるけど、みんなで行っていいですか？」。私は、彼女に念を押した。研修生が来ていた。

「みんなでおいで！」。彼女は快く言った。

私たちは、長袖のシャツを着てショールを頭に被ってミリアムの家に行った。ミリアムはイスラム教徒で、私はイスラム教徒と会うときは、イスラム教徒の習慣に倣い、長袖のシャツで首回りがあまり開いていない服を着て、頭を大きなショールで覆った。私たちの準備も整い、モスクの隣にあるミリアムの家に行った。

イスラム教徒の家は、塀で屋敷を囲っている。門を入ると、敷地は広く子どもたち三十人ほどが集まっていた。男の子も女の子もおしゃれをしていた。たぶん、子どもたちは一張羅を着ているのだろう。イスラム教徒の女の子たちは、キリスト教徒のようにジーンズにTシャツ姿になることはなく、ロングスカートをはいている。十歳くらいになると、彼女たちはスカーフを被る。

私たちのために椅子が準備されていた。イワシの缶詰をお土産に渡すと、挨拶もそこそこに手拍子と同時に歌が始まり、女の子たちのダンスが始まった。五、六人が列になり、両手を左右に優雅に動かす。タイトなロングスカートをはいているので動きはゆったりとして盆踊りを思わせた。女の子たちは、赤系、黄色系、ブルー系、水色系などのアフリカ特有の幾何学模様が入った布で作ったツーピースを着ている。絵になる美しさだった。次は、七、八歳の男の子たちが踊り始めた。彼らの踊りは初めからロック調で、周りがはやし立てるのでどんどん激しい踊りになり大いに盛り上がり、最後は拍手喝采となった。

ダンスが終わると、私たちにだけ冷えた「コカ・コーラ」がふるまわれた。私たちは喜んでコカ・コーラを飲んで渇きを潤した。みんなは水を飲んでいるようだった。コカ・コーラを飲んで談笑した後、再び子どもたちのダンスが始まった。

子どもたちのダンスを楽しんでいる間に日差しも和らぎ、太陽は西の空に移動し始め、隣のモスクから祈りの声が聞こえてきた。私たちは、ミリアムと子どもたちにお礼を言ってアラブの市場を通って帰った。

私は、食事をごちそうになると思っていた。研修生たちに「夕食はイスラムの料理よ」と話した。彼女たちは「初めて食べるわ！」と喜んでいた。私は夕食の準備は何もしなかった。ミリアムが食事を準備している気配がなかったので、ふと夕食のことが気になった。彼女が招待したいと言ったのを、私が勝手に食事をごちそうしてもらえると勘違いしただけだった。宿舎に戻り、インスタントラーメンを食べ、子どもたちが踊る写真を互いに見せ合って楽しい夕べを過ごした。

それから数カ月後に銃声が響いた。反政府勢力は隣国チャドの傭兵《ようへい》の協力を得てクーデターが起き、チャド兵が首都バンギの街まで来た。チャドはイスラム教の国で、内戦はイスラム教徒とキリスト教徒が戦う構図となった。中央アフリカ共和国は三割がイスラム教徒と言われている。ミリアムの息子ムスタが、反乱軍であるイスラム軍に味方をしたために、キリスト教徒の反感をかい、彼は殺害を恐れて逃げ回った。内戦は、宗教戦争に発展し激化したため、マリ共和国政府はチャーター機を出し、マリにルーツを持ち希望する人々を中央アフリカ共和国から脱出させた。

ミリアムは移民二世である。父親はマリからダイヤモンド商人としてこの国に来て、この国の女性と結婚して家族を持った。ミリアムは長身で細く、彫りが深い顔立ちで一見してアフリカ中央部に多いバンツー系ではないと分かる。

ミリアム一家が、チャーター機に乗って、マリ共和国の首都バマコに行ったことは、数日後に彼女からの電話で知った。私はぼう然とした。「私は生まれも育ちも中央アフリカで、マリの言葉も分からない、毎日は暑くて耐えられない。親戚もいない」。彼女は、泣き声だった。私は、返事に窮した。「内戦が終わり、治安が良くなれば戻って来なさい！」「家屋敷を売り払ったので戻ることはできない」。私は暗澹《あんたん》たる気持ちになった。

ミリアムが私たちの診療所に来たのは、エイズウイルス感染者として登録するためだった。夫はすでにエイズで亡くなり、夫の三人の妻たちもエイズで死亡し、生き残っているのはミリアムだけだった。彼女の娘夫婦はエイズで亡くなり、娘の子ども二人を引き取り、育てていた。この二人の孫も母子感染児であった。ミリアムの家族の事情を知ると、壮絶で私は言葉を失った。しかし、ミリアムは前向きで明るく働き者だった。「洋裁ができます」と、積極的で洋裁教室のメンバーになることを希望し、日本のバザー用のエコバックを縫った。男性の感染者たち数人は、水道水をビニール袋に詰め、診療所の冷凍庫で冷やし、売り歩いて生計を立てていた。ミリアムは、冷たい水を売る仕事にもいち早く目をつけた。彼女は、水ではなくヨーグルトやハイビスカス茶に砂糖を入れて凍らせて販売した。目新しい飲み物でいつも完売した。母似の娘は、焼き菓子を作って診療所に売りに来た。油で揚げたドーナツ売りは多かったが、焼き菓子は珍しくてよく売れた。息子ムスタは、沿道に売り子一人がやっと入る小さなブティックを建て、ミリアムが作る作品を売り始めた。赤ちゃんのおくるみ、ベビー服などの作品がブティックの周りを覆い、人目を引き、よく売れた。

洋裁教室の他のメンバーはキリスト教徒だった。ミリアムが次々と商売を拡大してゆくので他のメンバーの嫉妬があり、彼女は孤立しているようだったが、気にしている様子はなかった。

私が休暇から戻るとミリアムが駆け寄り、「マダム、お帰りなさい。私はメッカの巡礼に行ってきました」「わぁ、すごい。おめでとう！」「私は病気だから親族が巡礼の費用を出してくれた。一生に一度は巡礼に行かねばならないので！」。念願がかなったメッカ巡礼で、彼女は何かが吹っ切れたようではつらつとしておしゃべりになった。後日、彼女はメッカ巡礼の証明書を私に見せたいのでと私を家に招待した。彼女は、金庫にしまっていた証明書を出して私に手渡した。私はとても高貴なものを手に持っている不思議な感じがして、しばらく眺めた。彼女も証明書に見入っていた。

マリにいるミリアムから電話が来た。エイズの治療薬（ARV抗レトロウイルス剤）が手に入らず、一カ月以上治療薬が内服できない、孫のアリも体調が悪くて寝ているという悲痛な訴えだった。私は困惑し、どうアドバイスをすればいいのか分からなかった。数年前から内服しているエイズの薬を中断すれば、徐々に体調を崩してゆくだろう。孫のアリは再三体調を崩し、体力もない。「近くにある病院に行って病気のことを説明しなさい。息子の協力を得なさい。すぐ病院に行くのよ。分かった！」。私は声を荒げた。マリ共和国のチャーター機で脱出してきたいわば難民であるはずだが、国も国連も彼らのことはほったらかしのようだ。ミリアムとアリの健康が気になったが、私は何もできない。全く無力である。

その後、アラブの市場でミリアムの友人に会い、しばらく立ち話をした。ミリアム一家は少し落ち着いてどうにか暮らしていると聞いて安心した。彼女の治療薬のことは聞かなかったが、ミリアムは積極的で行動力があるので病院を見つけ治療薬を内服しているだろうと思った。しかし、その後、孫のアリの訃報を知った。七歳だった。九歳の兄は、内戦前に川遊び中に溺死した。彼女は孫二人を失った。アリはこの国にいたら救えた命だったのではと残念に思った。アリは、私に「コーランの祈り」をしばしば聞かせてくれた。彼が祈る時の神妙な表情がとってもかわいかった。短い人生だった。しかも、細い体でエイズという病気と闘い続けた生涯だった。

診療所では、毎月「患者会」を開く。目的は患者さんへの指導である。患者さんたちは、健康を取り戻してくると、薬を飲むのを中断する人がいる。「エイズは治っていません。薬は一生飲み続けねばなりません」。このことを毎月しつこく患者さんたちに伝えるのが患者会の目的である。その日には、食糧配給を行うので多くの患者さんが参加する。

私は、患者会が終わってから数人の患者さんたちと雑談をした。

「ねぇ、あなたたちの夢は何ですか?」

彼らは少し考えて、「金持ちになること」「仕事が見つかること」と言った。

「コカ・コーラを飲むこと」と青年が言った。私は冗談だと思って笑いそうになったが、他の人たちもうなずいていた。私は衝撃を受けた。

街中にフランスの会社が経営するビール会社がある。そこでコカ・コーラも製造している。私はカフェに行って時々「コカ・コーラ」を飲んだ。当時コカ・コーラは約七十円(三五〇フラン)だった。私は値段を気にしたことはなかった。路地の露店では約二十円で食事が食べられる。キャッサバ芋とヤシ油で煮たキャッサバの葉っぱのおかずが添えてある。コカ・コーラは、食事三回分の値段である。

この時、私はコカ・コーラは貧しい人々にとっては、憧れの高級な飲み物であることを知った。同時にミリアム宅に招待されたとき、五本の冷えたコカ・コーラが出てきたときのことを思い出してがくぜんとした。ミリアムは大金を私たちのために使って最高のおもてなしをしてくれたことを知った。食事をごちそうにならなかったことを残念に思った私は、なんと罰当たりだっただろうか。ダンスを踊ってくれた子どもたちは水を飲みながら、コカ・コーラを飲んでいる私たちを眺めていた。子どもたちはどんなにコカ・コーラを飲みたかったことだろうか。

私は、長年この国で生活をしていたので、物の価格も分かっていたはずだったが、彼らの実生活については何も分かっていなかったことに気づき衝撃を受けた。最高のもてなしをしてくれたミリアムにお礼を伝えようと思っても彼女は遠く西アフリカのマリ共和国に行ってしまった。

私は、瓶に入ったコカ・コーラを見ると、コカ・コーラの衝撃を思い出して胸の痛みを感じる。

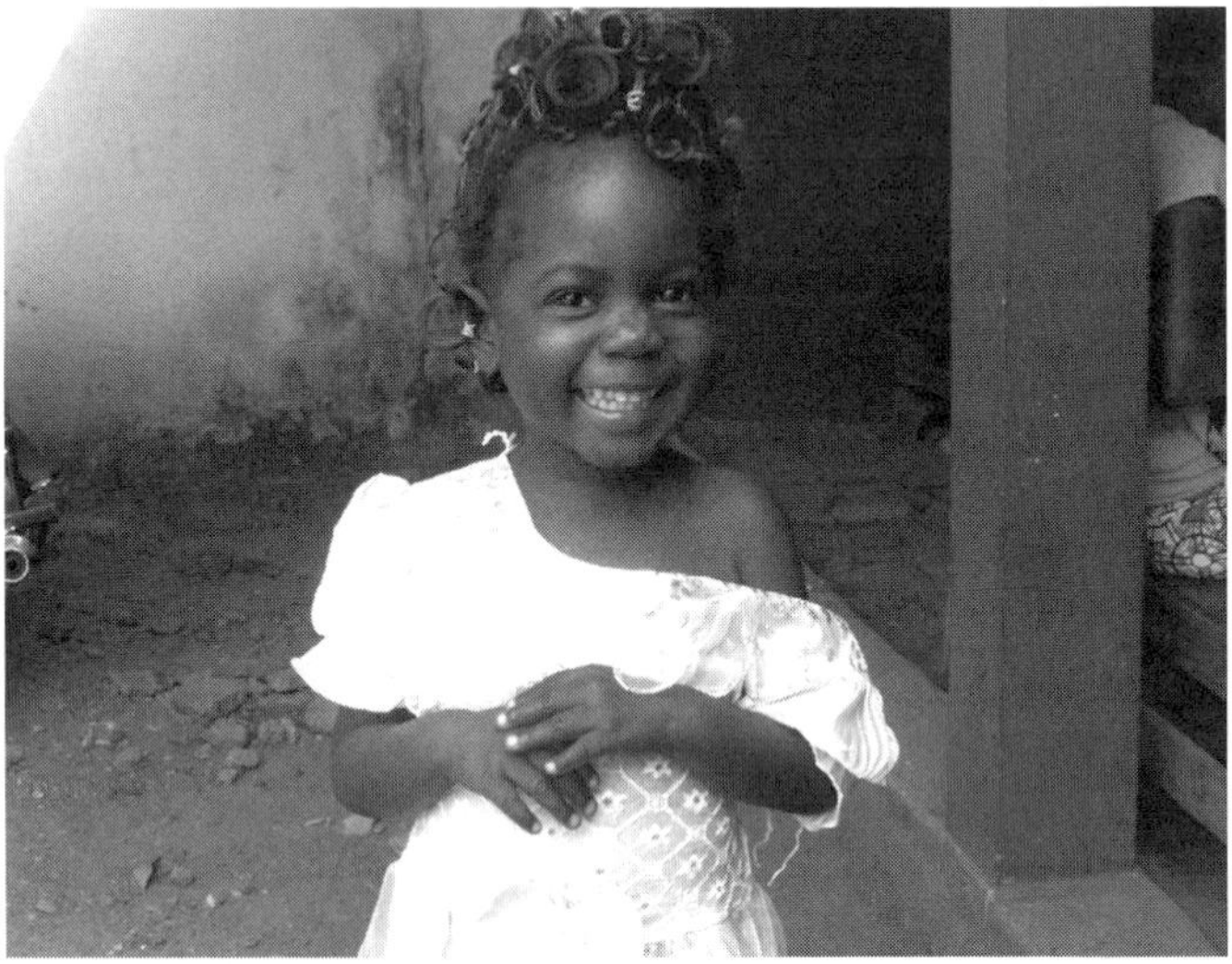

30　不思議な石

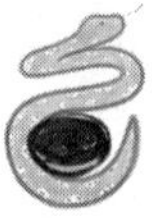

机の引き出しの奥から「Pierre Noire　ピエール　ノアール（フランス語で黒い石の意味、以下、黒い石と表記）」が入った袋が出てきた。これは二十五年ほど前、中央アフリカ共和国の東部の村に行った時、この「黒い石」を作っていたフランス人の宣教師からもらったものだ。この「黒い石」は、毒ヘビにかまれた時に使う、治療用の石である。石と呼ぶが、石ではなく、牛の骨を蒸し焼きにした炭である。昔、アフリカに宣教に行く宣教師たちは、この「黒い石」を携えて、アフリカの森を越え、サバンナを通り奥地の宣教に出かけた。毒ヘビにかまれた時、かまれた部分にこの「黒い石」を当てて、悪い血を吸い出させて治療をしたと聞いた。

実際、私がコンゴ民主共和国の奥地の無医村で勤務していた時もこの方法で治療を行った。年間二、三人は、毒ヘビにかまれる村人たちがいた。かまれた患者さんは、家族が付き添い、血相を変えて診療所に駆け込んできた。彼らは、ヘビのかみ口から十〜十五センチ上の部位をひもで縛って毒が全身に回らないようにしていた。

かみ口を確認して周りの皮膚を剃刀《かみそり》で数カ所浅く切り、血がにじんでくると、かみ口を中心に「黒い石」を当てて包帯を巻く。数日後に包帯を開き、「黒い石」が皮膚にくっついていれば、さらに数日待つ。包帯を開けた時「黒い石」がポロリと落ちれば治療完了である。かまれた手や足は炎症で腫れているが、自然と腫れも治まる。

私は、シスターが行ったこの治療を初めて見た時、これで大丈夫かと疑心暗鬼だった。ところが、次に仰天することが起きた。シスターは透明のガラスのコップに粉ミルクを入れ、水で溶き、治療が終わった「黒い石」をコップの中に入れた「この石が吸った悪い血をミルクの中に吐き出すからね」。私は信じられず、そのコップを時々見に行ったが、ミルクの色は変わらなかった。翌朝驚いた。ミルクは濃いピンク色に変わっていた。私はゾッとした。これは魔法ではないのか。「悪い血をたくさん吸っているね！」、とシスターは満足そうにコップを眺めた。再度、新しいミルクを作り、その「黒い石」を入れた。「完全に血を抜かないと次の治療に差し支えるからね」。完全に血を抜いた「黒い石」は陰干しをして乾燥させ、次の患者さんに備えた。不思議な体験だった。

この治療法を教えてもらってからは、シスターの監督のもと、私が毒ヘビにかまれた患者さんの治療に当たった。かまれたヘビを確認できないので、実際に毒ヘビだったか、そうではなかったのかは分からないが、確かにかまれた傷口があり、治療はいつもの「黒い石」で行った。ヘビにかまれた手足が大きく腫れる症例では「黒い石」はたくさんの血を吸っていた。私はその村の診療所で二年間勤務したが、全員治癒した。

ヘビには、毒ヘビと毒を持たないヘビがいる。アフリカのサバンナや熱帯雨林で生息するのはアフリカニシキヘビが多いようだ。ニシキヘビは五メートルもある大物も珍しくない。ヘビは食用として重宝がられる。露天市場では、ニシキヘビの輪切りが売られている。「ウロコを取り除いて売ってください。気持ち悪いよ！」

「ウロコを取り除くと魚と同じ白身なので区別がつきません」と言う。なるほど。ヘビの肉は「森の魚」と呼ばれるゆえんだ。

村で怖がられていた毒ヘビは、コブラ科に属するヘビである。幸い私はコブラは見たことがない。ヘビはよく見かける。五十センチ程度の小さなヘビが多い。部屋の入り口のドアには、必ず細い砂袋があり、ヘビが部屋の中に入ってこないようにすき間を防ぐ方法だ。靴を履くときは、靴の中にサソリやヘビが入っていないか確かめるために靴先を持って靴底を「トントン」と床に叩くように教えられた。これは、アフリカで靴を履くときのセレモニーである。また、寝る前には枕の下、畳んだ上シーツの中にサソリやヘビがいないかの点検も教えられた。ヘビが畳んだ上シーツの中でとぐろを巻いていたそうだ。ヘビは恐怖だ。私は、寝る前にサソリやヘビがいないか点検することを忘れたことがない。

奥地の森の中の教会を訪問した時、高齢で仙人のような風貌を漂わせた宣教師が、「黒い石」を作っているところだった。牛の骨密度が高い部位の骨であることが重要だと言われたが、部位を忘れた。彼は、大きさ平均三、四センチ平方程度にカットすると、一個ずつ丁寧に紙に包んだ。「持って行きなさい」。彼は、十個ほどの「黒い石」の包を掴んで、私の手のひらに乗せた。「こんな貴重品をいただいていいですか」。私は興奮した。しかし、その頃、私は首都のバンギの診療所で勤務していた。バンギにはパスツール研究所があり、ヘビにかまれた患者さんはすぐ、パスツール研究所に搬送したので「黒い石」を使う必要はなく、日本に持ち帰った。

二十五年前までは「黒い石」は治療用として使われていたはずだ。宣教師がいた森は深く広大で、野生動物が出没する地域であり、毒ヘビがすむ森だった。森の住人アカ族（ピグミー族）は、子どもを毒ヘビに軽くかませて抗体を作ると聞いた。

インターネットで「黒い石」の文献を探した。マリ共和国のレポートが出てきた。なんと、「黒い石」で治療している写真も掲載されている。レポートによると、熱帯地域では年間百万人がヘビにかまれており、六十万人は炎症などの症状あり、アフリカで、二万人が亡くなっているとある。その要因の一つは、かまれてから医療にアクセスするまで四時間以上かかっていることが記されている。この文献は医療者の報告書で、「黒い石」の作り方や入手先には触れていないので、私が持っているものと同じであるかどうかは分からない。

まず応急手当てとしてこの「黒い石」で初期治療を行えば救える命があると思う。フランス人宣教師が「黒い石」をたくさん作っていたのは村人に配るためだったのだろうか。
偶然に、フランス放送でアフリカの人が「黒い石」について医師に質問していた。医師は「黒い石はまやかしだ」と一蹴した。「すぐ血清を打ちなさい」と言っていたが、アフリカの村では、診療所にたどり着くのに時間がかかり、そこに血清はない。電気がないのでワクチンや血清の保存はできない。血清がある都市の病院にたどり着くには数日かかる。まやかしでもすぐ「黒い石」で応急手当てを行い、次の手段を考えたらどうだろうか。

日本でも「黒い石」のことを話せば非科学的だと一笑に付されるだろう。私は「黒い石」を手のひらに乗せてしげしげと見つめながら、日本で私しか持っていないと思われるこの石は、とんでもない宝物かもしれないし、単なる牛の骨のかけらかもしれない。しかし、私はこの宝物をどうしたらいいだろうか。

31　みんなで生きる

新聞でこんな記事を読んだ、「インディオの人には、うつも殺人もなく、がんや寝たっきりの人もいない」。アマゾンで生活した日本人の体験談だ。アフリカもアマゾンと同じだと思った。

アフリカもアマゾンも、解放された社会で、地域の人々が助け合って生活しているからだと思う。

住民は、日干しれんが、トタン屋根の家で生活をしている。ほとんどの家は天井がなく、トタンの照り返しの熱気が部屋に充満し、日中は室内で生活することはできない。家の中は夜に寝る場所であり、すべての生活は外で行われる。料理は三つの石を並べたかまど、または鉄でできた簡易かまどで庭や軒下で調理をする。食事は庭で家族がちゃぶ台を囲んで食べる。おなかがすいた子どもたちが食事中に寄ってくると、「来い！」と招き入れ、大皿に盛られた食事をみんなで食べる。「昨日の夕食は食べ物が残らなかった。招かざる子どもたちが数人来たので！」と、職員が苦笑いしながら行商の女性からドーナツを買って食べている。

夫婦げんかも子どもを叱るのも外である。夫婦げんかが始まると、すぐ周りの人が集まり、加担する。女性たちはいつも女性の味方である。夫婦げんかの原因は、お金と女性問題がほとんどのようだ。男性たちは、男性の味方をせず、遠巻きにじっと見ている。自分に飛び火しないかとハラハラしているのかもしれない。女性にまくし立てられたら男性はたじたじでひと言もない。すべては本当のことだからである。夫婦で暴力事件になることはない。女性も大声で言いたいことを言えばすっきりするようだ。自分が置かれている立場を地域の人に知ってもらえば安心するのだろう。

欧米や日本では、夫またはパートナーのＤＶ（ドメスティックバイオレンス）で女性が殺されたことがニュースになる。アフリカで男女間のＤＶで女性が殺されたことは聞いたことがなく、私はこのニュースに大きなショックを受ける。アフリカでは、結婚がきちんと制度化されておらず、家庭を築いていても、男性も女性も自由に恋愛しているようなので事件になるようなことはないのだろうと思う。

同僚のブリジットは、「夫が、外で子どもを作って家に連れてきたの。夫とけんかしたけど、子どもに罪はないから育てているわ。子どもはかわいいわ」と笑っている。周りの者も笑ってうなずいている。こんな話は時々聞くので驚くようなことではないようだ。子どもを五人育てるのも六人育てるのも女性の負担はあまり変わらないのだろう。

地域では、子どもを叱る罵声はあちこちで聞かれる。子ども同士のけんかが多い。親が子どもを叩いていると、必ず周りの大人が理由は問わず子どもを助けに来て抱きしめてくれる。おなかがすいた子どもたちは、どこかで食べさせてもらっている。地域で子どもが孤立無援になることはない。子どもは地域で大切にされている。

日干しれんがの長屋では、結婚、子どもの誕生、病気、死亡などのライフイベントはすべて共同体で共有される。地域を回っていると、独居老人がいる。意外であった。アフリカは拡大家族で多くは三、四世代の大家族で暮らしているが、独居老人もいる。彼らは子どもがいない老人や、子どもはいるが、静かに一人で暮らすことを望む老人だ。親族関係はなくても、隣近所の人たちが身の回りのことや食事の世話をしてくれるので独居生活ができる。一日一食という食習慣が独居老人の生活を可能にしている。

中央アフリカ共和国でエイズの治療が始まったのは二〇〇六年である。それ以前は、多くのエイズ患者さんが亡くなった。私たちは、毎日エイズ患者さんの巡回診療を行い、重症患者さんのケアを行っていた。訪問すると、患者さんは家の入り口の土間か、庭の樹の下に寝かされていた。通りがかりの人たちが、患者さんがトイレに行きたいと言えば連れて行く。バナナやドーナツを差し入れする。地域ぐるみで患者さんの世話をしていた。夜になると家族は、患者さんを室内のベッドに運び、添い寝する。朝になると家の入り口の土間に患者さんを運ぶ。患者さんは地域の患者さんである。

それぞれに毎日の仕事がある。農業をしている人は毎朝畑に行き、農作物を持ち帰り、夕食を準備する。小売業では、毎日の売り上げで食糧を買い、食事を準備する。だから、患者さんの世話にかかりきりになることはできない。それを助けているのが、隣近所の人々である。

貧しい社会では、助け合わなければ生活が成り立たない。それは解放された社会を受け入れることである。患者さんを決して孤独にしないこと、これはケアの本質であるが、アフリカの患者さんたちが孤独ではないのは、隣近所の人々が見守っている解放された社会だからである。この国には、老人ホームや養護施設がなく、生活保護などの社会保障制度も整っていないが、地域の住人たちが、支え合って、助け合って生活をしている。

先進国では経済成長に伴い「プライベート」が重要視されるようになった。人は個に閉じこもり、徐々に社会から孤立してきた。子どもの虐待、DV、ヤングケアラー、貧困の実態も閉ざされた家の中で起きており、外には見えなくなった。人は自分のことを口にしなくなり、周りに助けを求めることもなく孤立していった。彼らは生き難さを感じて時には自暴自棄になり、無差別に事件を起こすことがある。社会はだんだん危険になってきたように思う。

私は、助産師としてアフリカ・日本でたくさんの赤ちゃんの誕生に関わってきた。

赤ちゃんの誕生は、両親はもちろんのこと、親族も地域の人々までも大喜びをした。子どもの誕生を喜ばなかった親は一人もいなかった。しかし、先進国では、人は長年の間に親族、友人までも失い、「行旅《こうりょ》死亡人」、つまり引き取り手がない死亡者となる人たちがいる。

アフリカでは、生まれた時みんなから祝福されたように、死を迎えるときもみんなから見守られ、隣近所の人が死を悼み手厚く葬る。アフリカの「解放された社会」の根底には生命への畏敬の念があると思う。

私は、後期高齢者の独居老人という分類に属し、東京のマンションで暮らしている。将来の生活に不安がないわけではない。時々、老後はアフリカで生活するほうが楽しいのではないかと思うときがある。私は、高度な医療は望んでいない。その地にある医療を受けられれば十分だと思っている。アフリカの住宅街で毎日、周りの人たちの世話をしたり、世話をされたりしながら暮らすことは楽しそうだ。毎日の楽しい生活の積み重ねが幸せという形を作るだろう。

32 テレーズ校長

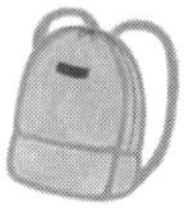

診療所で、エイズ孤児たちの就学支援を始めた。子どもを残して亡くなる母親たちの心配事は、「子どもが教育を受けられるだろうか？」ということだった。「診療所で就学支援をしているので、心配しないでください」と言うと、母親たちは安堵したように旅立った。

母親たちに約束はしたものの、私たちはしばしば就学支援に頭を悩ませた。教育は、お金を出せばいいという問題ではなかった。新しい洋服、リュックサック、文具類など入学準備をし、学校に授業料を収める。子どもたちは、新しいリュックを背負って喜び勇んで学校に行く。その喜びは、一週間も続かない。

「ジャン、今日学校に行っていないの？」。診療所の近くでウロウロしているジャンに声をかける。彼は、「先生が休んでいる」などとうそを言って先生のせいにする。嫌々ながら時々学校に行くが、ますます授業についていけない。二、三カ月すると登校しなくなる。二年目も学校を試みるが、結果は同じだった。一クラス百人余りの生徒が狭い教室にひしめき合い授業を受けている。教員は、鞭で机を叩きながら生徒たちに喝を入れて声を張り上げている。生徒たちは私語をしたり、自由に教室を出入りしている。クラスの何割の生徒が授業についていっているのか疑問である。教員は生徒が多すぎて生徒を個別的に把握するのは難しいだろう。家庭で復習をさせない限り授業についていくことはできない。

エイズ孤児たちは貧しい養父母の元で暮らし、家事手伝いを強いられる。養父母は小学校か中学校中途退学者がほとんどで、自宅で予習復習をさせることは不可能だった。夏休み期間中に診療所で補習校を行ったが、彼らは勉強に集中すること、考えることが苦手で、小学校に通っていても彼らの授業態度をうかがい知ることができた。補習校では、おやつ代として各自にお小遣いを渡すので、子どもたちは喜んで毎日やってきた。なぜ嫌な勉強をせねばならないのかを子どもたちに分かってもらうにはどうしたらよいかと悩んだ。子どもたちは「お医者さんになりたい」「学校の先生になりたい」と将来の夢を語るが、小学校中途退学では、夢は幻でしかない。

私たちは、内戦により宿舎を略奪された。宿舎には長年暮らしていたので、何でもそろっていたが、すべてを失った。内戦で治安が悪くなったので、私は、周りの人々の勧めで一時帰国をした。いざアフリカに戻るにも生活の基盤を失った。宿泊をどうするか考えねばならなかった。その時、診療所の近くにセネガルの女子修道院があった。その修道会は学校を経営している。修院長に宿泊を依頼すると快く引き受けてくれた。修道院と同じ敷地内に幼稚園、小学校、中学校があり、千人以上の生徒たちが学んでいる。休み時間になると暴動が起きたかと思うほど、子どもたちがはしゃぐ声が大空に響いた。教員が子どもたちを叱る罵声も修道院まで聞こえた。

とりわけ、テレーズ校長が生徒を叱る時の言葉に、私はハッとした。

「何をやっているの！　勉強しなさい。勉強しないから、私たち黒人はダメだと言われるのよ！」

今まで、ヨーロッパのシスターたちが運営する学校が、身近にあった。一九七〇年代のコンゴ民主共和国では、ベルギー人のシスターたちが生徒に白いロングドレスを着せてクラシックダンスを教えていた。生徒たちはドレスを着ることをとても喜んでいた。シスターたちは、「すばらしい！」と満足そうであった。私は少し違和感を持った。ヨーロッパの文化を教えているというより、ヨーロッパ文化の優越性を誇示しているようにも受け取れた。フランス人のシスター・マルタは、二十代で中央アフリカ共和国に来て九十歳で亡くなるまで生涯を教育にささげた。彼女も大声でいたずらをする生徒たちを怒鳴り、フランス語の発音には厳しかったが、怒る時の言葉には遠慮があったように思う。その遠慮は、白人のフランス人とアフリカの黒人という大きくて深い溝からくるものかもしれない。テレーズは、「私たち黒人は……」という強烈な言葉で子どもたちを本気で叱ったり、鼓舞したりした。「私たち黒人は……」という言葉には強いインパクトがあった。

テレーズは、セネガル人で中央アフリカ共和国に宣教に来たシスターだ。彼女が生まれたのは、フランスから独立後（一九六〇年）であるが、まだ植民地政策が色濃く残っている頃であろう。彼女は、子どもの時から宗主国フランス人から「だから黒人はダメなんだ！」という屈辱的な言葉を聞いていたのかもしれない。テレーズが教育者になったのは、教育こそが国の発展に寄与するとの思いからだろう。

家族の都合でフランスの学校に転校していく子どもたちがいる。フランスでは、アフリカからの転校生には教育レベルを確認する試験が行われ、試験の結果によって一学年または二学年下のクラスに編入される例も多い中、テレーズの学校で学んだ生徒たちは、一人も下のクラスに編入されたことはない。フランスと同レベルの教育だと教育レベルの高さには自信を持っている。

私は、学校の敷地内の修道院で生活をしながら、テレーズの学校教育を見て、エイズ孤児たちの教育をテレーズに託そうと考えた。この私立の学校の教育費は、公立の二十倍と高額だが、日本円で年間二万円。私たちは、日本で「日本人ママ」を募集し、十五名の子どもたちをテレーズの学校に入学させた。入学条件は、幼稚園または小学校一年生から入学させることで、公立小学校からの編入は認められなかったので、すでに公立小学校に就学している子どもたちの再教育はかなわず残念だった。

子どもたちをテレーズの学校に入学させて五年がたつ。生徒たちは制服を着て学校に通う。毎朝七時に学校の門が閉まる。生徒たちは、必死に校庭に駆け込む。このようにして子どもたちは規則正しく学校生活を守ることを学んでいく。幼稚園は一クラス五十人の生徒に二、三人の教諭、小学校は三十人で一人の教師が担当する。子ども一人ひとりに目が届き、子どもたちは教えられたことをどんどん吸収していく。私は二十年余り、エイズ孤児たちを公立小学校に入学させ、教育の成果を上げられなかったことを後悔した。

テレーズの学校に子どもたちを入学させて安心していたが、最近心配事が出てきた。子どもたちが落第するようになった。小学校一年生からレベルに達しないと落第する。これは公立学校も同じである。子どもたちの成績表が送られてきた。私は二人の女の子の「日本人ママ」である。一人は幼稚園児で成績表はない。マヌヌは小学一年生になった。彼女の最初の成績表を見てがくぜんとした。落第である。彼女は幼稚園に二年間通った。その頃は賢い子だと安心していたが、小学校一年生で落第した。一年生をもう一年続けて、合格しなければ退学となり、公立小学校に行くことになる。マヌヌは同学年でビリではない。私は、まだ彼女の後ろに生徒がいることにほっとした。母親たちは、わが子の成績をそういう思いで眺めているだろうと私は初めて母親の気持ちになった。他の「日本人ママ」は0点の科目があることにショックを受け、「子どもは、0点をどう理解しているのかなぁ!」とため息をついていた。

子どもたちの落第が増えてきた。成績がその学年のレベルに達しなければ、小学一年生でも容赦なく落第する。これが、テレーズの教育だ。孤児だから、貧しいからなど、いろいろな言い訳は一切通用しない。

私は、あまりにも短絡的に場違いの学校に孤児たちを入学させてしまったのではないかと思った。しかし、子どもたちは学校も毎日の生活もつらいことがたくさんあるだろうが頑張っていると思う。毎日の勉強がつらかったらゆっくり行こう。各学年を二年かけて進んで行けばいい。でも、学校を諦めたり、逃げ出したりしないでほしい。ゆっくりゆっくり進んで行けば、先には希望が見えてくると思う。私たち「日本人ママ」も温かく見守っていこうと思う。

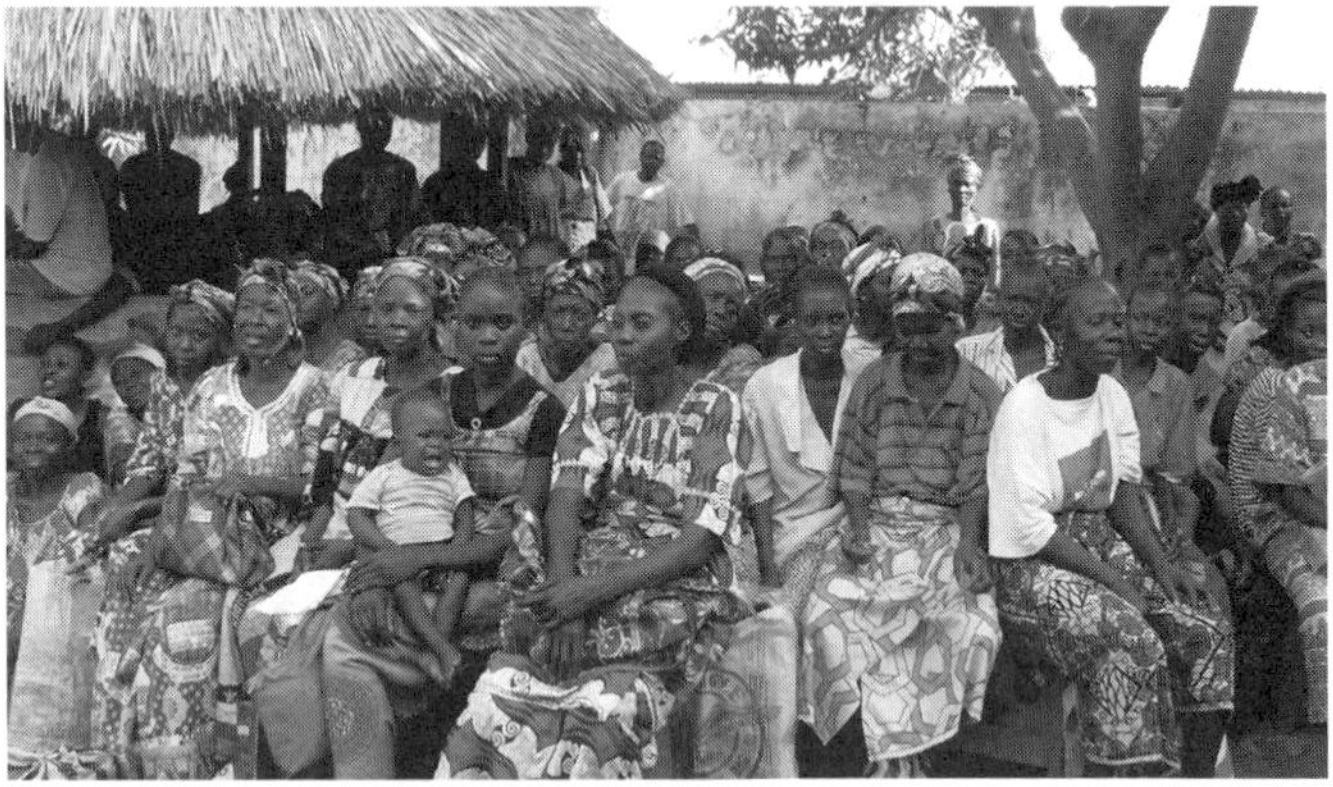

33　女性たちの生き方

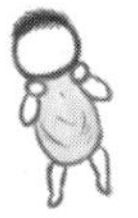

アフリカの出産は、賑やかだ。「神様、助けて！」「お母さん！」「死んじゃうよ、助けて！」。陣痛の度に悲鳴が上がる。女性の悲鳴、助けを求める叫びを外で聞いていると、部屋の中で暴行事件が起きているのではないかと思うだろう。産婦のそばに付き添っている助産師さんは、「死なないよ！」と言いながら笑っている。若い頃、私は産婦の悲鳴に「異常な経過ではないか？」とオロオロして心細かったが、経験をつんでくると、「もう少しよ！」と余裕を持って対応できるようになった。

お産が近づき強い陣痛がくると、思いっきり悲鳴を上げる。叫ぶ。周りを気遣うことはない。産婦は一時間も二時間も悲鳴を上げてお産をしたのだから、さぞ疲労困憊《こんぱい》しているかと思うが、お産が終わると、けろりとして笑顔を見せる。この落差はなんだろう。

出産が終わり二時間の出血観察後は、歩いて入院部屋に戻り、翌日には退院する。

ここから子育てが始まるが、ほとんどが大家族の中で生活しているので、赤ちゃんの世話をする女性たちは数人いる。小学生になると女の子たちは、おむつ交換や、抱っこして赤ちゃんをあやすことはできる。同居している女性たちは、全員育児に関わる共同保育者である。

母親たちは、母乳が十分に出るにもかかわらず、母乳保育にこだわっていない。このことが共同保育を可能にしている。一カ月の乳児がいるのに、おしゃれをして出かけるミレーユ。「ミレーユ、赤ちゃんは?」「今日は郊外に住むパパに会いに行くので子どもは妹が世話をしている」と私に手を振って乗合タクシーの中に消えた。母親がいないときは、保育者がコメやトウモロコシのおかゆを食べさせる。混合栄養を開始した時期を調査すると、ほとんどが生後一カ月頃からである。完全母乳栄養にこだわっておらず、育児中も母親の行動が制限されることはほとんどない。子どもを産めば周りの親族たちの誰かが子どもの世話をしてくれる。育児疲れという言葉はない。「今日は子どもを置いて出かけるからよろしくね」と言えば、家族たちが子どもの世話をする。父親が育児に参加することはない。

子どもは、また一人、また一人と増えていくが、妊娠出産の負担も感じられないし、子育ての負担も感じられない。妊娠・出産・育児は、日常生活の中で通り過ぎてゆくものであり、特別なライフイベントではないようだ。平均して十七歳で第一子を出産し、四、五人の子どもを産むのがいわゆる「普通」である。

結婚は、女性の両親に結納金を払うと成立する。結納金は数年または十年以上かけて少しずつ支払われることが多い。自己紹介で「独身で子どもがいます」という人は多い。結納金の支払いが終わっていないか同棲関係である。結婚が成立している、つまり結納金が支払われていると離婚する時は、子どもは夫の財産になるというしきたりがあり、夫の元に子どもを置いて一人で家を出ねばならず、女性たちは結婚をせずに好きな人と同棲し、子どもを産んだほうがいいと堂々と言う。

女性たちは子どもを育てながら自由に恋愛をする。職場でも一人の男性を奪い合って事務員二人があからさまにけんかをする。仕事に支障をきたし、ついに事務長が彼女たちの配置換えをした。友人のジーナは四人の子どもがいたが、乳児だけを連れて他の男性の元に行った。その後ジーナは夫から連れ戻され、再び夫と子どもたちと生活を始めた。

女性たちは、男性を好きになると夢中になる。女性たちは自分に子どもが何人いるかは問題ではなく恋愛に突き進む。たとえ失恋しても次の新しい恋愛への情熱は失せていない。女性たちは少女の時のそのままの純粋な心を持ち続けている。

女性たちの「自分流のおしゃれ」は楽しみである。白い付け髪で白髪にし、黒い口紅を塗った若い女性を見て目を見張ったことがあるが、意外と格好よく似合っているのだ。髪の色は色とりどり、ヘアスタイルは無限だ。長く垂れ下がったピアス、二重三重のネックレスとブレスレッド。衣装も個性的。ヨーロッパからの古着をフルに活用する。腰巻の上にレースのネグリジェを着るとエレガントになり、食事会に行きそうな衣装になる。流行にはとらわれない。流行は自分が作ってゆく。アフリカの女性たちには「恥ずかしい」、「年相応」「見栄」「世間体」という言葉はない。

女性たちは生きることすべてにおいて毎日毎日一生懸命である。恋愛も、子育ても、仕事も、おしゃれにも、つまり生きることすべてに、自分流を貫いている。

しかし、女性たちは常に貧困と闘っているが、常に周りの人々の支援がある。「お互いさま」の精神であり、これをアフリカの人たちは「アフリカ的連帯」だと言う。

アフリカの女性は、老いてしわくちゃの老婆も穏やかな美しい表情をしている。自分流の生き方で人生を生ききった満足した表情だ。幸せは、経済力でも、長寿でも、名誉でもなく、自分の人生を生ききった後悔のない人生だろう。アフリカの女性たちは幸せな人たちだ。

私は、おそるおそる鏡をのぞく。老いと憂いと苦悩に満ちた自分の顔を見て、この顔を創ったのは自分自身だからもう笑うしかない。「世間体」ばかりを気にして生きてきた顔だ。

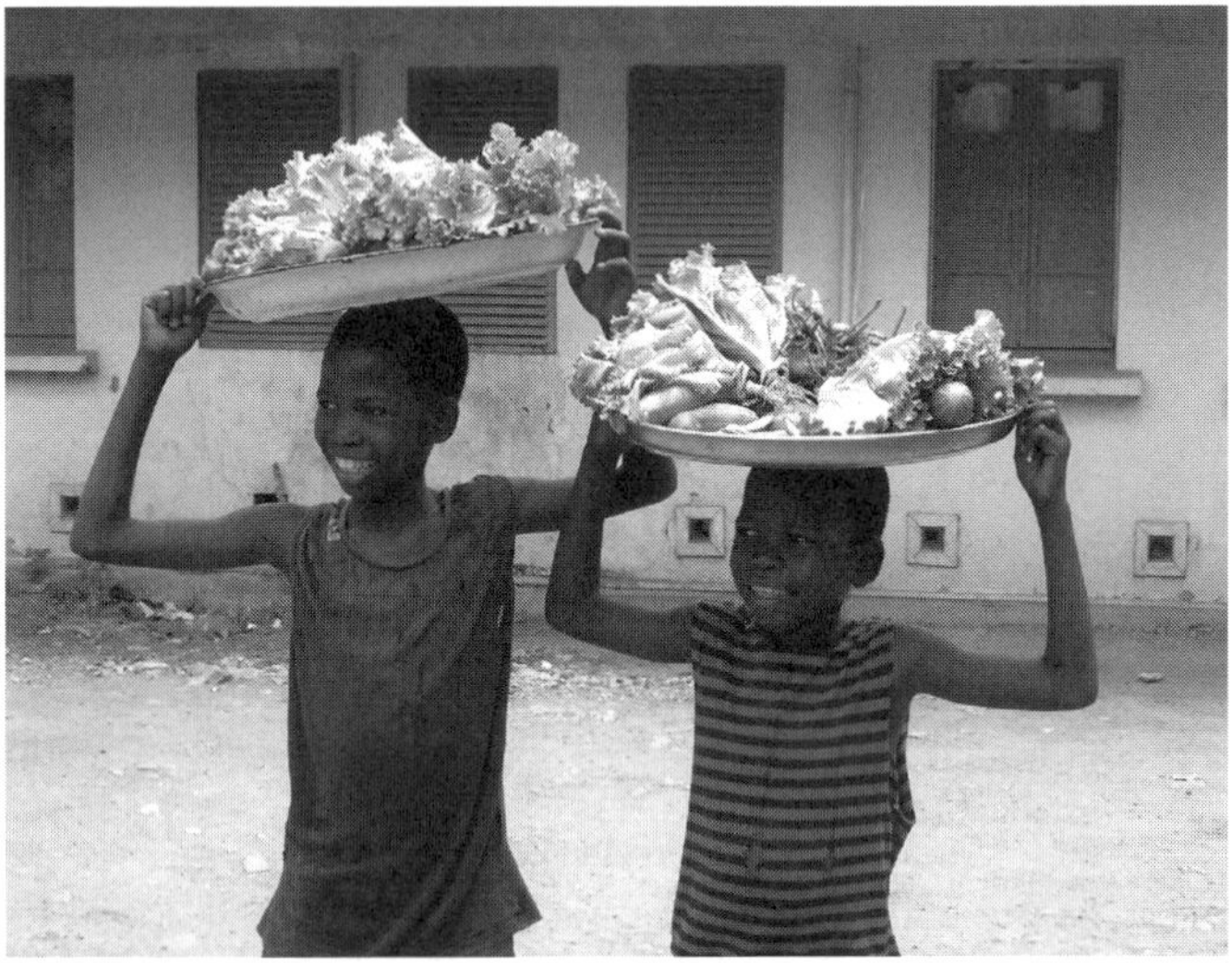

34 小さな労働者たち

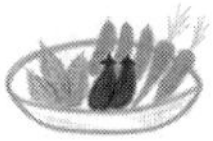

ほぼ毎日、お兄ちゃんと弟の二人の行商人が頭に大きなプレートを乗せて診療所にやってくる。プレートの上には、その日によって少し品物が異なるが、野菜類である。

「今日は、何を買おうかなぁ?」

「にんじんがあるよ」

「にんじんは珍しいね。にんじん一束ときゅうり二本、それにネギ一束。さぁ、いくらになりますか?」

兄弟でぶつぶつ言いながら両手を使って計算を始める。

「計算できたら呼んでね!」

計算にはちょっと時間がかかる。

「マダム!　計算ができました。　八五〇（一七〇〇円）フランです」

私は、兄弟たちと計算する。

「すごい！　計算どおりだ。はい千フランです」。彼らはお釣りの計算を始める。兄弟の名前は、エリック・七歳、シモン・九歳で小学生だ。小学校は午前と午後の二部制で、隔週で入れ替わる。お母さんは診療所の前の路上で野菜を売っている。小学校が終わり、学校からお母さんの元に行くと、プレート二つを準備して待っているそうだ。学校が午後からの場合は、彼らは午前中に診療所に野菜を売りにやってくる。

私は彼らとは全部フランス語で話す。フランス語は聞き取りはできるが、話すのは恥ずかしがっていつも現地語で答える。しかし、商売に欠かせない足し算、引き算は千以下であればできるし、数字はフランス語で言えるようになった。机の上で学ぶより、実生活の中で習得していく。商売で計算を間違えれば、損得にかかわるし、信用問題である。兄弟は商売を通して、生きることを学んでいる。

女の子たちは商売の手伝いよりは、むしろ弟や妹の子守りをする。小学生の女の子が二、三歳の弟や妹を背負って栄養失調児センターにやってくる。背負った子どもが重たくて少女は後ろにつんのめりそうであるが、小走りでやってくる。兄弟をセンターのゴザの上に降ろすと、友達たちとボール遊びをする。弟や妹を背負ってくるお友達がいつも七、八人はいる。彼女たちはお友達だ。食事ができると、彼女たちは弟や妹を抱いてスプーンに高カロリーのかゆをすくい、「フーフー」して熱さをさまし、弟や妹に食べさせる。少女たちはお母さんの貫禄だ。食べさせながら、しっかりと自分のおなかも満たす。少女たちは、子どもの時から赤ちゃんや乳幼児の世話を自然と身につけてゆく。

街の繁華街に大きな市場がある。野菜、魚、肉、生きたニワトリ、ヤギ、ヒツジも売られている。その市場には、レジ袋を売る男の子たちがたむろしている。外国人の私を見つけると数人が駆け寄ってくる。

「マダム、何を買いたいですか？」。フランス語も流暢《りゅうちょう》で丁寧だ。

「アボカドとパパイアが欲しいな」

「案内するよ」。十歳くらいのジーンズにTシャツ姿で愛嬌の良い坊やたち二、三人が私を先導する。

アボカドを購入すると、サーッとレジ袋を出し、荷物を持ってくれる。

「マダム、ナスはいりませんか？　大きいし、採れたてです」と言う。知り合いのおばさんが売っているのかもしれない。私は案内されるままに大きな丸いナスを買う。

「マダム、荷物が増えたので、大きなレジ袋に入れ替えるね」。坊やたちは商魂たくましい。先に使った小さなレジ袋は売り物にならないので、私は荷物が増えるごとに二枚、三枚とレジ袋を買わされることになる。

「マダム、肉はどうしますか？　今、届いたばかりの新鮮な肉ですよ」

「肉はあるので、ソーセージが欲しいけど、この市場で売っているの？」

「奥のキヨスクで売っているよ。こっちです」

買い物完了。彼らは車まで荷物を持って見送ってくれた。レジ袋代とお礼を渡すと、「マダム、次も僕を選んでください！」と言いながら笑顔で雑踏の中に消えた。

私は、彼らの名前も、学校に行っているのかも知らない。私はあえて彼らに質問をしない。しかし、彼らはどこで流暢なフランス語と接客術を学んだのだろうか？　たぶん、彼らは市場の付近で路上生活、つまり共同生活をしてお互いに支え合って生活をしている子どもたちではないかと思った。


途上国の児童労働が問題視されるが、社会保障制度が整っていない国では、子どもも働かなければ、生活ができないこともある。農業は、機械化されていないために、人手が必要だ。エイズ患者さんたちの自立支援で農業を始めた。彼らの要望であった。彼らは男女を問わず子どもの時から畑仕事を手伝っているので、みんな農業ができる。

児童労働が問題になるのは、労働のために学校に行かないことと性産業に関わることである。この二つの問題を除けば、子どもが働くことはお手伝いと考えられている。しかし、お手伝いの比重が大きいと、子どもたちは勉強に集中できないという問題がある。

日本でも、私が子どもだった戦後は、学校から帰宅すると農業や漁業を手伝うのは当たり前だった。子どもは仕事を通して、生きることや生活をすることを学んでいく。働く子どもたちを周りの大人がサポートして、温かく見守っていくことだと思う。

サツマイモのシーズンになると、ゆでたサツマイモを売り歩く子どもたちが増える。私はサツマイモが好きで時々買う。夕方、五、六歳の女の子がプレートに一個のサツマイモを乗せて街中をとぼとぼ歩く。全部売ってくるようにお母さんに言われたのだろう。最後の一個が売れ残っている。冷たくなった最後のサツマイモを買った。少女は私に笑顔で、「メルシー（ありがとう）」と言うと速足で去って行った。十円でこんなにすてきな笑顔と会えるのだ。

35 ようこそ、いらっしゃいませ

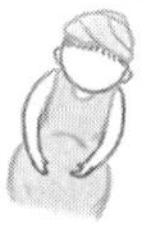

「ようこそ、いらっしゃいませ！」。高齢の助産師さんは生まれたばかりの赤ちゃんに顔を寄せて、言い聞かせるように歓迎の声をかける。十カ月もの長い月日をへて、ミクロの世界からはるばるこの世の中にやってきてくれた赤ちゃんに、心を込めて挨拶をする。この言葉は、私たち大人があなたを見守ってゆきますよ、という意味でもある。この高齢の助産師さんが、「ようこそ、いらっしゃいませ」とこの世に迎え入れた赤ちゃんは数千人に及ぶだろう。

「ようこそ、いらっしゃいませ」。この言葉は、出生の瞬間のためにある言葉で助産師さんしか言えない神聖な言葉である。

アフリカの産院は、年中商売繁盛で分娩《ぶんべん》室はお祭り騒ぎである。大きな産院では、常時五人から十人の産婦さんのお産が進行中である。叫び声、悲鳴、助産師さんたちの話し声、赤ちゃんの産声などが混ざり合い、二十四時間大忙しである。分娩室の外で赤ちゃんの誕生を待ちわびている家族たちは、これらの音に聞き入り、わが娘が、姉妹が、拷問されているのではないかと心を痛めている人がいるかもしれない。しかし、分娩室の中はいたって平和な雰囲気である。苦しい時は思いっきり叫べばいい。産婦たちは、分娩室に通じる陣痛室内で歩き回ったり、ベッドに伏せたりして思い思いの楽な体位を取りながら、陣痛が押し寄せてくるたびに、「おお、イエス様！」「神様！」「お母さん！」と自由に叫んでいる。助産師さんは産婦たちの悲鳴や叫びを聞きながら、的確に分娩の進行状態を観察している。

「痛い！」「痛い！」と叫んでいた初産婦に、助産師さんが「聖書にねぇ、安心しなさい、と書いてあるのを知らないの！」と言った。産婦は聞く耳を持たない。「痛い！」の叫びは続く。こんなにつらいときに聖書を持ち出して説教をしても、と私は笑いを押し殺した。確かに旧約聖書の創世記に、難産の産婦に対して助産師が、「安心しなさい。あなたは男の子を生む」と書いてある。

「お母さん！」「神様！」と叫んでいた産婦が、「もうだめ！　手術して！」と助産師さんに哀願する。「私がお産をさせるから、私に手術代を払いなさいよ！」と助産師さんは冗談を言って笑っている。産婦は「手術！　手術！」と陣痛が来るたびに叫ぶ。「あのね。聞いてよ！　手術して、と言うと赤ちゃんはそれを聞いているのよ。せっかく生まれてこようとして下に下がってきたのに、赤ちゃんは手術だったらと上に上がってしまうよ。分かった！」。なるほど、そうかもしれないと私も納得した。しかし、初産婦には何も聞こえていない。騒ぐ産婦は、お産の進行が速い。大声で叫ぶことが陣痛を促進するような気がする。

間もなくして大きな赤ちゃんが生まれた。胎盤が出た後は、すぐ分娩台に腰かけて授乳をしている。「手術！」と叫んでいた彼女は、乳を吸う赤ちゃんをほほ笑んで見つめている。もう母親の顔である。

今まで天変地異が起きそうに大騒ぎだったのに「オギャー！」の一声で喜びがあふれる場となる。そばに付き添っている助産師は、気楽に構えているようであるが内心はそうではない。正常に進行しているお産だと思っていても進行中に何が起こるか分からない。私も産婦の前では冷静を装って付き添うが、心配と緊張で心臓がパクパクする経験はたくさんしてきた。

大きな産院では、無事に出産が終わっても、常時複数の産婦のお産が進行中で、助産師さんの気が休まる時間はない。夜勤明けの助産師さんたちは、疲労困憊してボーッとして帰宅している。不眠不休で夜中じゅう産婦さんのそばについて母子の命を守っていたのだ。助産師さんたち、ご苦労さまです。

日本ではお産の時は常に医師が待機しているが、アフリカではお産の責任者は助産師さんである。緊急時に医師がいる病院に搬送するが必ずしも可能ではない。病院までの距離や輸送手段の問題があり、アフリカの僻地のお産は、すべて助産師さん頼みだ。


日本では、助産師は女性に限られているが、アフリカには男性助産師がいる。

「なぜ、助産師になったのですか？」。男性助産師に質問した。

「漠然と医療関係の仕事をしたいと考えていた時、偶然に路上でのお産に出くわして手伝ったことがある。その時、この仕事は神から与えられた仕事だと思った」。彼は輝いて見えた。

「女性の助産師は、治安などの理由で僻地に赴任したがらないので、僕は僻地の女性たちのためになりたいと思って助産師になることに決めました」。職業を選択をするときに人のためになりたいという高貴な志を持っている青年に感動した。

保健省の役人が、僻地に赴任する助産師が足りないと愚痴っていた。若い助産師に赴任を命じると、早々に「結婚証明書」を提出し、都市部への転勤を申し込む。転勤をさせないと助産師は保健省に来て直接交渉に来るという。「若い女性だから治安の問題ですか?」、私は聞いた。「治安というより、安全の問題です。僻地で独身女性の一人生活は、男性が放っておかないので危険だと言います。子どもがいる助産師は、子どもの教育の問題を理由にします。僻地と都市の初等教育の格差です」と役人は頭を抱えた。安全なお産と子どもの教育は、国が抱える大きな問題だ。男性助産師が増えてほしいが、しかし、男性助産師はごく少数でなかなか増えないようだ。

妊婦健診は地区で分けられているので、産院では、ほぼ毎日妊婦検診が行われている。まずは、集団指導から始まる、妊婦は待合室にあふれ、立ち見の大盛況である。ベテランの助産師の威勢のいい挨拶で指導が始まる。彼女は、両手両足体全体を使って話し始める。

「初産婦さんたち、ちょっと痛みがきただけで大騒ぎをしてここにやってきても無駄ですよ。交通費の無駄です。追い返されますよ。痛みが始まったら、まず部屋を掃除して、シャワーを浴びてから来てちょうどいいですよ」。妊婦たちはうなずいている。

「帝王切開になれば、あなたの村の人たちみんなが心配して、あなたに会いに来ますよ」。妊婦たちは爆笑した。この国では帝王切開はまれなケースである。帝王切開は大きな手術として怖がられている。

「お産の時、騒ぎまくる産婦がいるけど冷静になりなさい。恐れてはいけません。お産は怖がるのではなく、お産は喜びでしょう。だって、あなたたちはご褒美として赤ちゃんを授かるのだから」。妊婦たちはうなずいている。

「初産婦の皆さん、おむつは十分に準備してください。おむつは隣の家に砂糖を借りに行くようにはゆきませんよ」。妊婦たちは再び爆笑した。

助産師は名コメディアンである。

今日もアフリカの助産師さんたちは、二十四時間体制で産婦のそばに寄り添い、「よ

うこそ　いらっしゃいませ」と赤ちゃんをこの世界に迎え入れていることだろう。

おわりに

私は、エチオピア、コンゴ民主共和国、中央アフリカ共和国で看護師・助産師として支援活動を行ってきました。国際支援団体や国連の方々と支援プロジェクトを実施することもあり、彼らと支援について話し合いや議論をしてきました。長い間活動を続けるうちに、私が感じたのは、支援する側の意見が優先され、支援される人々の意見があまり反映されていないプロジェクトが多いことでした。資金を持ち支援する側にいる人たち、つまり支援団体は思い込みで活動してはいけない、傲慢であってはならない、主役は支援される人々である、という思いでした。

私たちは、エイズ患者さんの支援活動を、患者さんたちの声を聴いていろいろなプロジェクトを進める努力をしてきたつもりです。患者さんがぼそっと言った「週末は何も食べ物がない」のひと言が、食糧配給プロジェクトになりました。彼らに必要なことは、彼らが教えてくれました。
私たちが続けてきたエイズ患者さんの支援は彼らが自立するための支援です。いつの日か支援は終わります。そのために自立を目指して努力してほしいと言い続けてきましたが、まだ実現していません。もっと長い目で彼らを支援してゆかなければならないと思いますが、自立という目標は常に掲げて前進してほしいと願っています。

アフリカの人々との出会いは、私の人生を豊かにしてくれました。私の心の中には、忘れえない人々がたくさんいます。まだまだ書ききれませんが、私たちの活動を支えてくださった多くの支援者たちに感謝と報告を兼ねて今回も書きました。また、今回もサンパウロがこころよく出版を引き受けてくださいました。

栄養失調児の子どもたちは順調に回復しているだろうか?
小学生たちは勉強しているだろうか?
エイズの患者さんたちは、毎日薬を飲んでいるだろうか?
治安が安定し、平和が続きますように!

私は、毎日こんなことを想って過ごしています。
サンパウロに心より感謝いたします。

二〇二四年三月十五日

徳永　瑞子

著者紹介

徳永　瑞子（とくなが　みずこ）

看護師・助産師

1948年　福岡県生まれ。

1971年　コンゴ民主共和国で医療活動をしたのがアフリカへのきっかけとなる。

1993年から2022年3月　中央アフリカ共和国でエイズ患者支援活動を行う。

著　書

『エチオピア日記』（海声社）、『プサマカシ』（読売新聞　1990年第11回読売女性ヒューマン・ドキュメンタリー大賞受賞）（テレビドラマ化）、『ザンベ！』『シンギラミンギ』『サバンナの風に魅せられて―アフリカのエイズ患者と歩んだ30年―』（サンパウロ）、『これは本当のアフリカのお話です』『アフリカで老いを生きる』（青海社）、『アフリカの詩』『国際看護学』共編著、詩集『アフリカの大地』詩集『アフリカの風』（クオリティケア）、写真集『私のアフリカ―見て　触れて感じたアフリカ』（自費出版）。

アフリカの青い空の下に生きて

著　者——徳永　瑞子

発行所——サン パウロ

〒160−0011 東京都新宿区若葉 1−16−12
宣教推進部（版元） Tel. (03) 3359−0451　Fax. (03) 3351−9534
宣教企画編集部　 Tel. (03) 3357−6498　Fax. (03) 3357−6408

印刷所——日本ハイコム㈱

2024 年 4 月 5 日　初版発行

ISBN978−4−8056−0072−6　C0016